郭号 周芳 主编

彩图版

汤头歌诀

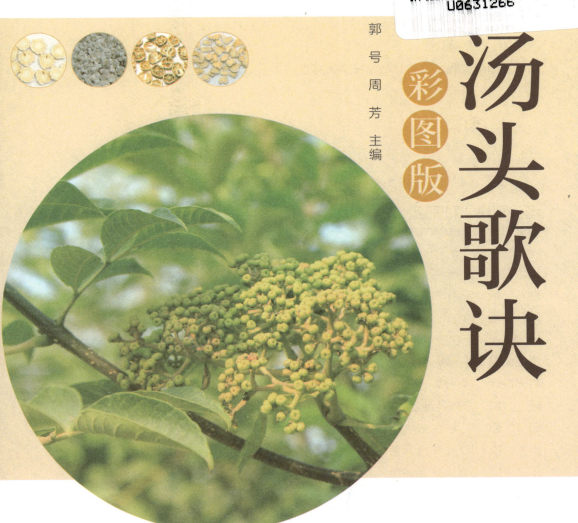

贵州科技出版社
·贵阳·

图书在版编目（CIP）数据

汤头歌诀：彩图版 / 郭号，周芳主编 . -- 贵阳 ：
贵州科技出版社，2024. 8. -- ISBN 978-7-5532-1348-4

Ⅰ . R289.4

中国国家版本馆 CIP 数据核字第 2024K33L90 号

汤头歌诀　彩图版
TANGTOU GEJUE CAITUBAN

出版发行	贵州科技出版社	
地　　址	贵阳市中天会展城会展东路 A 座（邮政编码：550081）	
网　　址	https://www.gzstph.com	
出 版 人	王立红	
责任编辑	陈　晏	
封面设计	黄　辉	
经　　销	全国各地新华书店	
印　　刷	三河市兴达印务有限公司	
版　　次	2024 年 8 月第 1 版	
印　　次	2024 年 8 月第 1 次	
字　　数	209 千字	
印　　张	12	
开　　本	787 mm×1092 mm　1/16	
书　　号	ISBN 978-7-5532-1348-4	
定　　价	69.00 元	

《汤头歌诀 彩图版》
编委会

古人治病，药有君臣，方有奇偶，剂有大小，此汤头所由来也。仲景为方书之祖，其《伤寒论》中，既曰太阳证、少阳证、太阴证、少阴证，而又曰麻黄证、桂枝证、柴胡证、承气证等，不以病名病，而以药名病，明乎因病施药，以药合证，而后用之，岂苟然而已哉！今人不辨证候，不用汤头，率意任情，治无成法，是犹制器而废准绳、行阵而弃行列，欲以已病却疾，不亦难乎？

盖古人制方，佐使君臣，配合恰当，从治正治，意义深长，如金科玉律，以为后人楷则，唯在善用者神而明之，变而通之，如淮阴背水之阵，诸将疑其不合兵法，而不知其正在兵法之中也。

旧本《汤头歌诀》，辞多鄙率，义弗赅明，难称善本，不揣愚瞽，重为编辑，并以所主病证括之歌中，间及古人用药制方之意，某病某汤，门分义悉，理法兼备，体用具全，千古心传，端在于此，实医门之正宗，活人之彀率也。

然古方甚多，难以尽录，量取便用者，得歌二百首，正方、附方共三百有奇，盖益易则易知，简则易从，以此提纲挈领，苟能触类旁通，可应无穷之变也，是在善读者加之意耳。

康熙甲戌夏月休宁八十老人汪昂题

目录

汤头歌诀 彩图版

汤头歌诀 彩图版

汤头歌诀 彩图版

汤头歌诀 彩图版

一、补益之剂

（十首，附方七）

四君子汤

（《太平惠民和剂局方》）益气健脾

四君子汤中和义，
参术茯苓甘草比，
益以夏陈名六君，
祛痰补气阳虚饵；
除却半夏名异功，
或加香砂胃寒使。

人参、白术、茯苓各二钱，甘草（炙）各等分，气味中和，故名四君子。加半夏、陈皮（又称二陈），名六君子汤。二陈除痰，四君（人参、白术、茯苓、甘草）补气，脾弱阳虚宜之。六君子汤减半夏，名异功散（钱

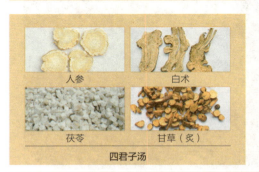

人参　　　　　白术

茯苓　　　　　甘草（炙）

四君子汤

氏）。六君子汤加木香、砂仁，名香砂六君子汤。

升阳益胃汤

（《脾胃论》）升阳益胃

升阳益胃参术芪，
黄连半夏草陈皮，
苓泻防风羌独活，
柴胡白芍枣姜随。

黄芪二两，人参、半夏、甘草（炙）各一两，羌活、独活、防风、白芍各五钱，陈皮四钱，白术、茯苓、泽泻、柴胡各三钱，黄连二钱，每服三钱，加生姜、大枣煎。六君子汤助阳补脾除痰，重用黄芪补气固胃，柴胡、羌活、独活、防风除湿升阳，泽泻、茯苓泻热降浊，加白芍和血敛阴，少佐黄连以退阴火。

按 李东垣的方剂重脾胃，益胃以升阳为先，故常用补中上升下渗之药。此方补中有散，发中有收，脾胃诸方多从仿此也。

编者注：本书为医籍古方集，书中的计量单位，如钱、两、分等，因古代量制历经多次变革，各个时期的计量与克的换算关系不同，故不做换算。

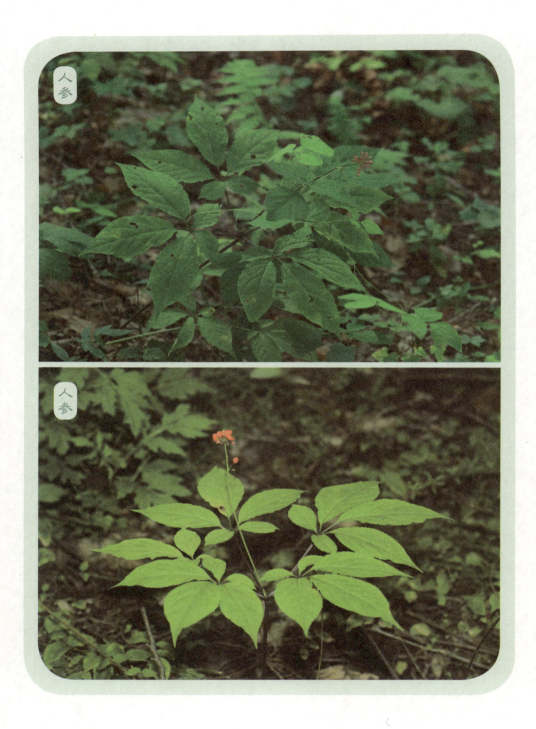

人参

人参

汤头歌诀 彩图版

黄芪鳖甲散

（《卫生宝鉴》）益阴清热

黄芪鳖甲地骨皮，
芁菀参苓柴半知；
地黄芍药天冬桂，
甘桔桑皮劳热宜。

　　黄芪、鳖甲、天冬各五钱，地骨皮、秦芁、茯苓、柴胡各三钱，紫菀、半夏、知母、生地黄、白芍、桑白皮、甘草（炙）各二钱半，人参、肉桂、桔梗各半钱，每服一两，加生姜煎。鳖甲、天冬、知母、白芍、生地黄补水养阴；人参、黄芪、肉桂、茯苓、甘草固卫助阳；桑白皮、桔梗泻肺热；紫菀、半夏理痰嗽；秦芁、柴胡、地骨皮退热升阳，为表里气血交补之剂。

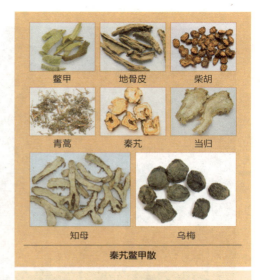

鳖甲　　地骨皮　　柴胡
青蒿　　秦芁　　当归
知母　　　　乌梅

秦芁鳖甲散

　　青蒿、乌梅皆敛汗退蒸之义。

秦芁扶羸汤

（《仁斋直指方论》）清热止咳

秦芁扶羸鳖甲柴，
地骨当归紫菀偕；
半夏人参兼炙草，
肺劳蒸嗽服之谐。

　　柴胡二钱，秦芁、鳖甲、地骨皮、当归、人参各半钱，紫菀、半夏、甘草（炙）各一钱，加生姜、大枣煎。

　　按 黄芪鳖甲散，盖本此方除当归加余药，透肌解热，柴胡、秦芁为要剂，故骨蒸方中多用之。此方虽表里交治，但以柴胡为君。

秦芁鳖甲散

（《卫生宝鉴》）滋阴养血

秦芁鳖甲治风劳，
地骨柴胡及青蒿；
当归知母乌梅合，
止嗽除蒸敛汗高。

　　鳖甲、地骨皮、柴胡各一两，青蒿五叶，秦芁、当归、知母各五钱，乌梅一个，治略同前，汗多倍黄芪。此方加

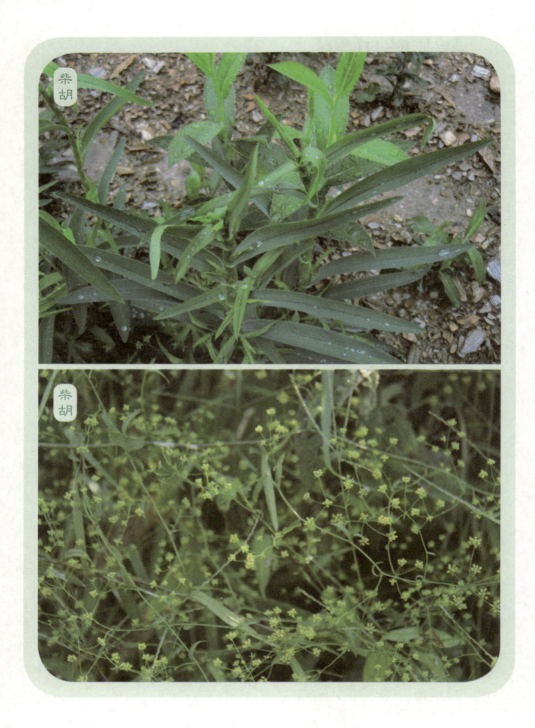

柴胡

柴胡

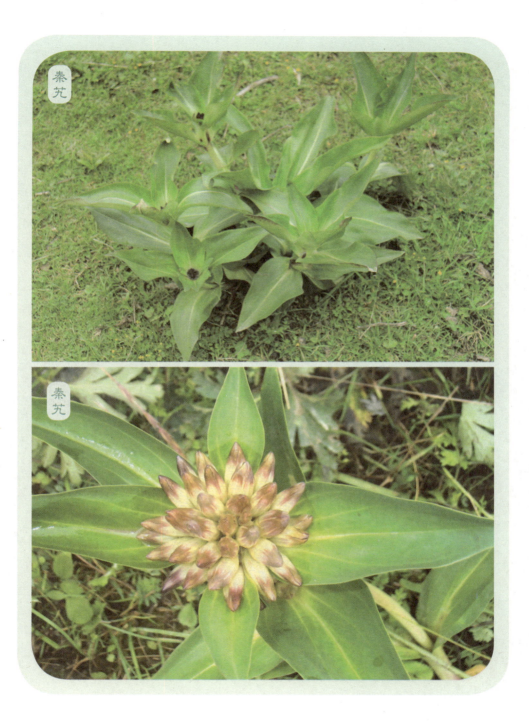

秦艽

秦艽

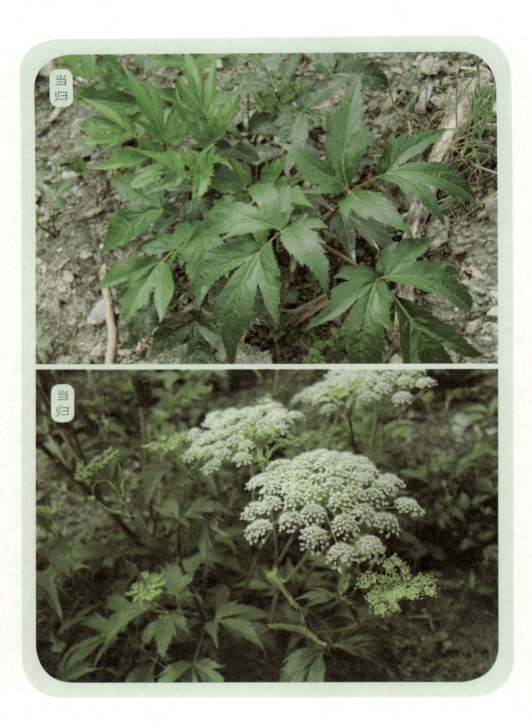

当归

当归

汤头歌诀 彩图版

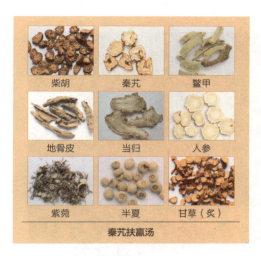

柴胡　　秦艽　　鳖甲

地骨皮　　当归　　人参

紫菀　　半夏　　甘草（炙）

秦艽扶羸汤

紫菀、知母、贝母、阿胶各二钱，人参、茯苓、甘草、桔梗各五分，五味子十二粒。一方加莲肉。保肺止嗽，故以紫菀、阿胶、五味子为君；清火化痰，故以知母、贝母为臣；佐以人参、茯苓、甘草，扶土生金；使以桔梗，上浮而利膈。

百合固金汤

（《医方集解》）润肺化痰

百合固金二地黄，
玄参贝母桔甘藏。

紫菀汤

（《医垒元戎》）润肺化痰

紫菀汤中知贝母，
参苓五味阿胶偶；
再加甘桔治肺伤，
咳血吐痰劳热久。

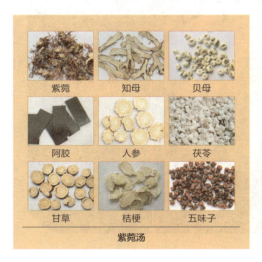

紫菀　　知母　　贝母

阿胶　　人参　　茯苓

甘草　　桔梗　　五味子

紫菀汤

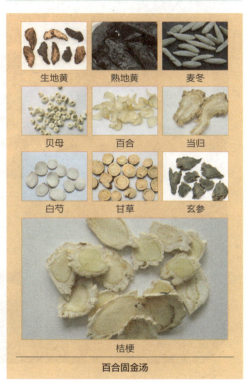

生地黄　　熟地黄　　麦冬

贝母　　百合　　当归

白芍　　甘草　　玄参

桔梗

百合固金汤

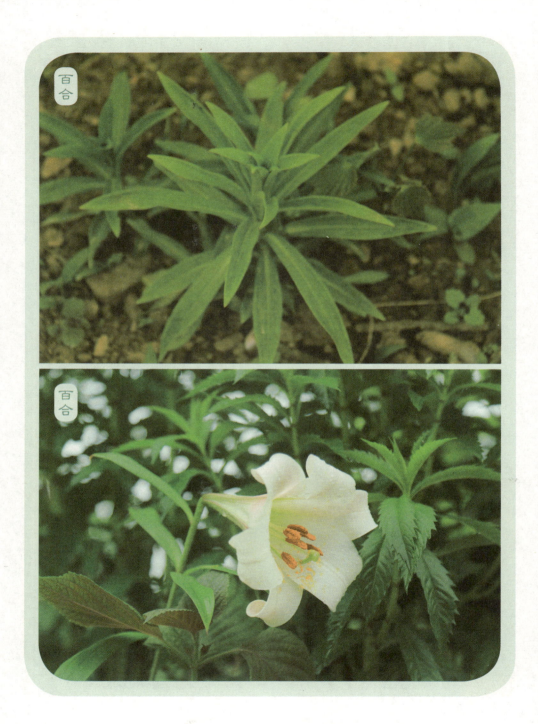

百合

百合

汤头歌诀 彩图版

麦冬芍药当归配，
喘咳痰血肺家伤。

生地黄二钱，熟地黄三钱，麦冬半钱，贝母、百合、当归、白芍、甘草各一钱，玄参、桔梗各八分。火旺则金伤，故以玄参、二地（生地黄、熟地黄）助肾滋水；麦冬、百合保肺安神；白芍、当归平肝养血；甘草、桔梗、贝母清金化痰；皆以甘草培本，不欲以苦寒伤生发之气也。

补肺阿胶散

（《小儿药证直诀》）清热止嗽

补肺阿胶马兜铃，
鼠黏甘草杏糯停；
肺虚火盛人当服，
顺气生津嗽哽宁。

阿胶一两五钱，马兜铃（焙）五钱、鼠黏子（炒）、甘草（炙）各二

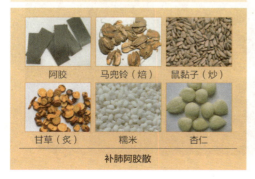

阿胶　马兜铃（焙）　鼠黏子（炒）

甘草（炙）　糯米　杏仁

补肺阿胶散

钱五分，糯米一两，杏仁七个。牛蒡子利膈滑痰，杏仁降气润嗽。

马兜铃非取其补肺，取其清热降气，肺自安也。其中阿胶、糯米乃补肺之圣药（李时珍）。

小建中汤

（《伤寒论》）温中散寒

小建中汤芍药多，
桂姜甘草大枣和，
更加饴糖补中脏，
虚劳腹冷服之瘥；
增入黄芪名亦尔，
表虚身痛效无过，
又有建中十四味，
阴斑劳损起沉疴，
十全大补加附子，
麦夏苁蓉仔细哦。

桂枝加芍药，再加饴糖名建中。芍药六两，桂枝三两，生姜二两，甘草三两，大枣十二枚，饴糖一升。再加黄芪一两半，名黄芪建中汤。

亦有阴证发斑者，淡红隐隐散见肌表，此寒伏于下，逼其无根之火熏肺而然，若服寒药立死。

十全大补汤加附子、麦冬、半夏、肉苁蓉，名建中十四味，除茯苓、白术、麦冬、川芎、熟地黄、肉苁蓉。治同。

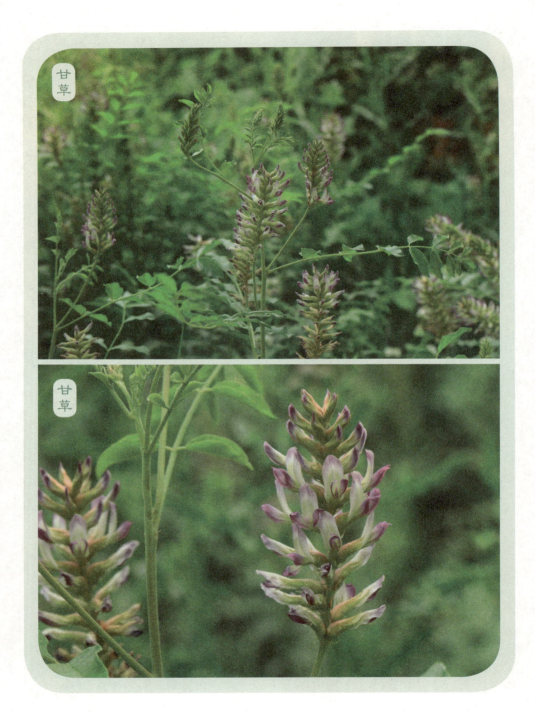

甘草

甘草

汤头歌诀 彩图版

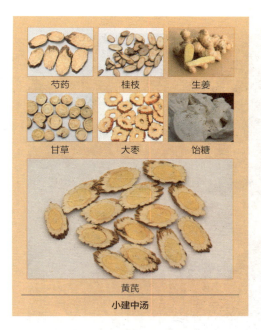

芍药　桂枝　生姜
甘草　大枣　饴糖

黄芪

小建中汤

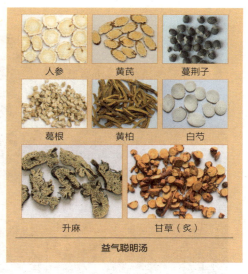

人参　黄芪　蔓荆子
葛根　黄柏　白芍

升麻　甘草（炙）

益气聪明汤

益气聪明汤

（《东垣试效方》）补中益气

益气聪明汤蔓荆，
升葛参芪黄柏并；
更加芍药炙甘草，
耳聋目障服之清。

　　人参、黄芪、甘草各五钱，升麻、葛根各三钱，蔓荆子三钱半，黄柏一钱，白芍一钱，甘草（炙）一钱，每服三钱。人之中气不足，清阳不升，则耳目不聪明。蔓荆子、升麻、葛根升其清气，人参、黄芪、甘草补其中气，芍药平肝木。

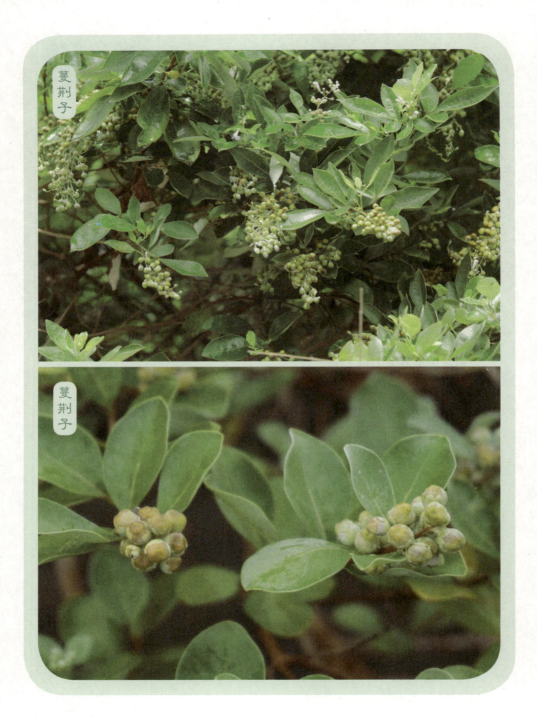

蔓荆子

蔓荆子

汤头歌诀 彩图版

二、发表之剂

（十四首，附方八）

麻黄汤

（《伤寒论》）解表发汗

麻黄汤中用桂枝，
杏仁甘草四般施；
发热恶寒头项痛，
伤寒服此汗淋漓。

麻黄（去节）三两，桂枝二两，杏仁七十枚（去皮、尖），甘草（炙）一两。伤寒太阳表证无汗用此发之。麻黄善发汗，恐其力猛，故以桂枝监之，甘草和之，不令大发也。

按 麻、桂二汤虽治太阳证，而先正每云皆肺药，以伤寒必自皮入，而桂、麻

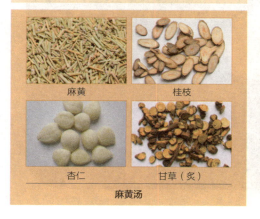

麻黄　桂枝
杏仁　甘草（炙）
麻黄汤

又入肺经也。

桂枝汤

（《伤寒论》）调和营卫

桂枝汤治太阳风，
芍药甘草姜枣同；
桂麻相合名各半，
太阳如疟此为功。

桂枝、芍药、生姜各三钱，甘草（炙）二两，大枣十二枚。治太阳中风有汗，用此解肌，以和营卫。

桂枝、麻黄二汤相合，名桂枝麻黄各半汤，热多寒少如疟状者宜之。

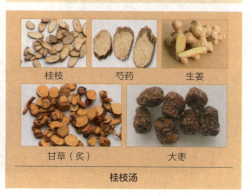

桂枝　芍药　生姜
甘草（炙）　大枣
桂枝汤

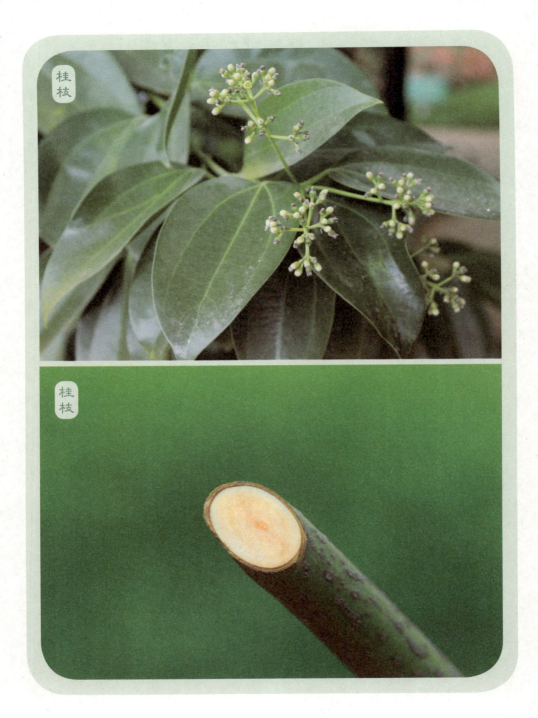

桂枝

桂枝

大青龙汤

（《伤寒论》）发汗解表

大青龙汤桂麻黄，
杏草石膏姜枣藏；
太阳无汗兼烦躁，
风寒两解此为良。

麻黄六两，桂枝、甘草（炙）各二两，杏仁四十枚，石膏一块（如鸡蛋黄大），生姜三两，大枣十枚。

烦为阳、为风，躁为阴、为寒，必太阳证兼烦躁者方可用之。以杏仁、甘草佐麻黄发表，以生姜、大枣佐桂枝解肌，石膏质重泻火，气轻亦达肌表，意取青龙者，龙兴而云升雨降，郁热顿

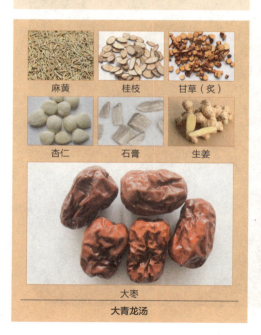

麻黄　桂枝　甘草（炙）

杏仁　石膏　生姜

大枣

大青龙汤

除，烦躁乃解也。若少阴烦躁而误服此则逆。

麻黄汤治寒，桂枝汤治风，大青龙汤兼风寒而两解之。

陶节庵：此汤险峻，今人罕用。

小青龙汤

（《伤寒论》）解表散寒

小青龙汤治水气，
喘咳呕哕渴利慰；
姜桂麻黄芍药甘，
细辛半夏兼五味。

太阳表证未解，心下有水气者用之。喘、咳、呕、哕、渴、利、短气、小便闭，皆水气内积所致。

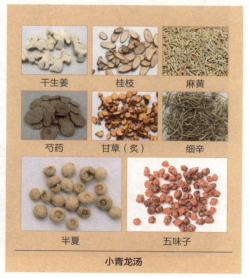

干生姜　桂枝　麻黄

芍药　甘草（炙）　细辛

半夏　五味子

小青龙汤

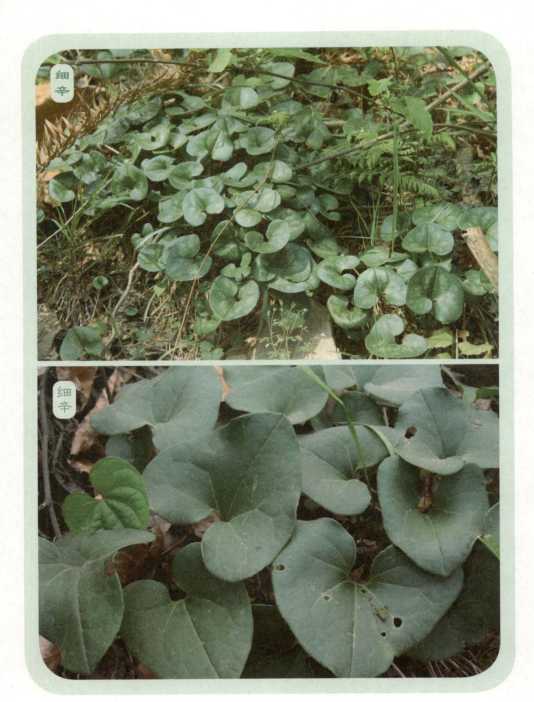

细辛

细辛

汤头歌诀 彩图版

干生姜、桂枝、麻黄、芍药、甘草（炙）、细辛各二两，半夏、五味子各半升。麻黄、桂枝解表使水从汗泄，五味子、芍药敛肺以收喘咳，干生姜、半夏、细辛润肾行水以止渴呕，亦表里分消之意。

葛根汤

（《伤寒论》）发汗解表

葛根汤内麻黄裹，
二味加入桂枝汤；
轻可去实因无汗，
有汗加葛无麻黄。

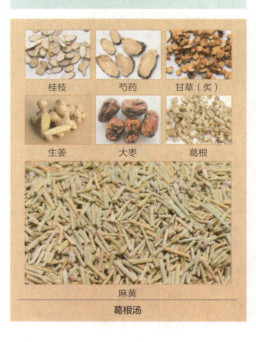

桂枝　　芍药　　甘草（炙）

生姜　　大枣　　葛根

麻黄

葛根汤

桂枝、芍药、甘草（炙）各二两，生姜三两，大枣十二枚，此桂枝汤也，加葛根四两、麻黄三两。

中风表实，故汗不得出。轻可去实，葛根、麻黄之属是也。

张仲景治太阳有汗恶风，去麻黄，名桂枝加葛根汤。（《本草纲目》"十剂"）

升麻葛根汤

（《小儿药证直诀》）解肌透疹

升麻葛根汤钱氏，
再加芍药甘草是；
阳明发热与头痛，
无汗恶寒均堪倚，
亦治时疫与阳斑，
痘疹已出慎勿使。

升麻三钱，葛根、芍药、甘草（炙）各等分。轻可去实、辛能达表，故用升麻、葛根发散阳明表邪；阳邪盛则阴气虚，故加芍药敛阴和血；升麻、甘草（炙）升阳解毒，故亦治时疫。

治阳明发热、头疼、无汗、恶寒、目痛、鼻干等。

痘疹已出，不宜用，恐升散重虚其表也。

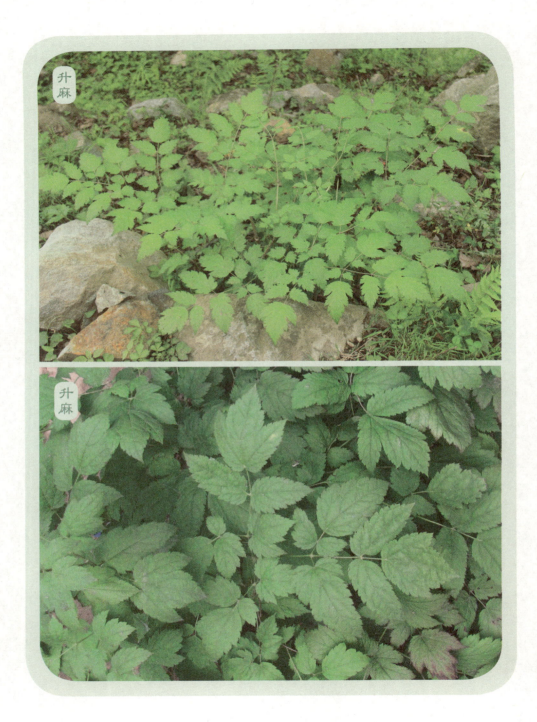

升麻

升麻

汤头歌诀 彩图版

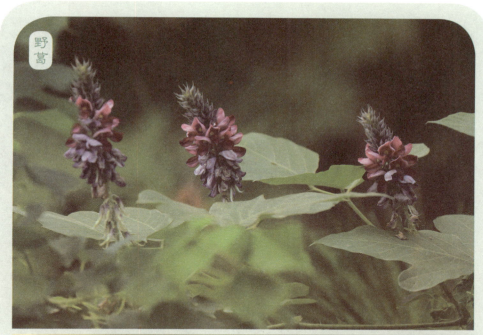

野葛

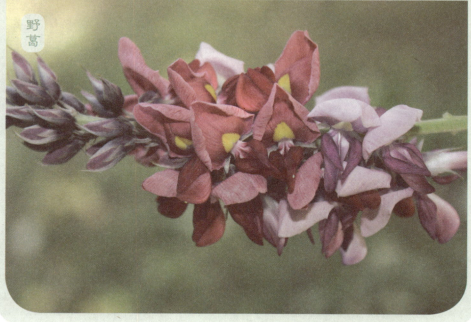

野葛

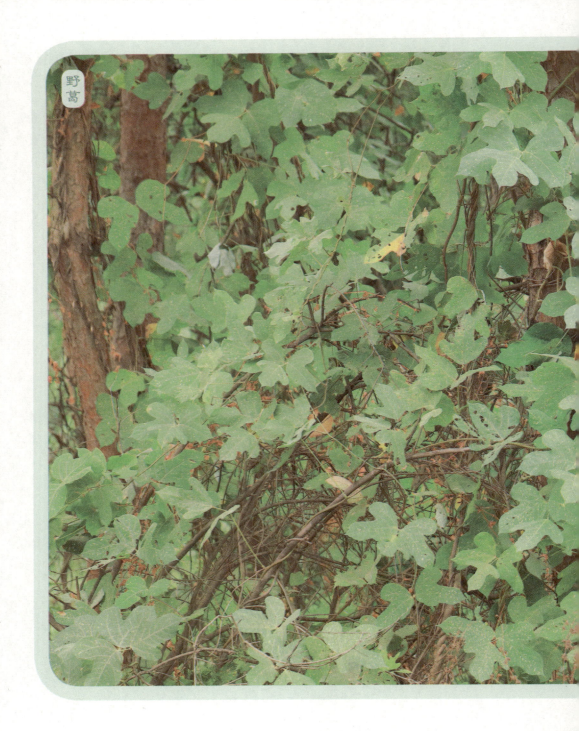

野葛

汤头歌诀 彩图版

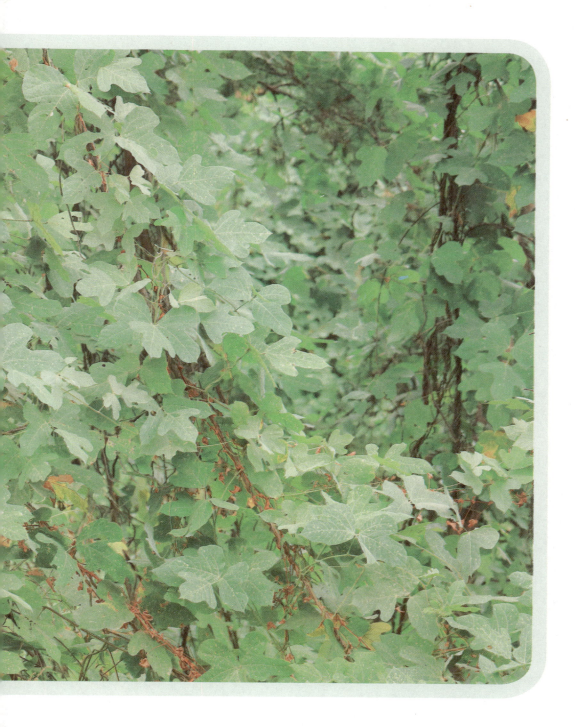

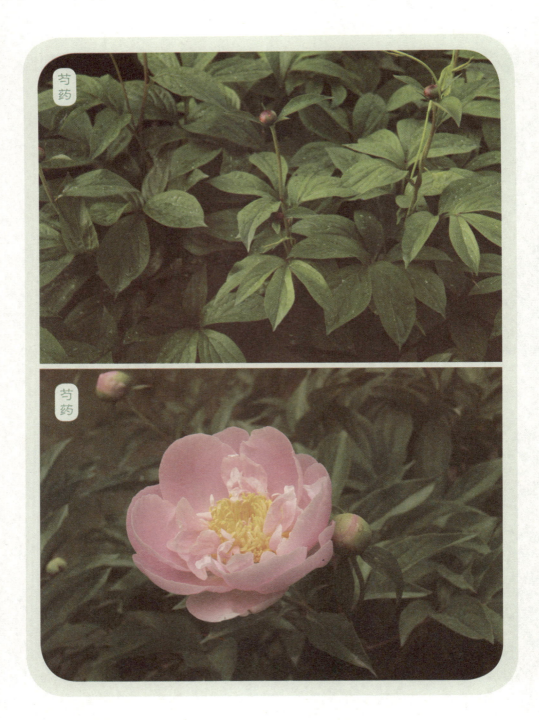

芍药

芍药

汤头歌诀·彩图版

九味羌活汤

（《此事难知》）解表发汗

九味羌活用防风，
细辛苍芷与川芎；
黄芩地黄同甘草，
三阳解表益姜葱；
阴虚气弱人禁用，
加减临时在变通。

羌活、防风、苍术各半钱，白芷、川芎、黄芩、生地黄、甘草各一钱，细辛五分，加生姜、葱白煎。

用羌活、防风、细辛、苍术、川芎、白芷各走一经，祛风散寒为诸路之应兵；加黄芩泄气分之热，生地黄泄血中之热，甘草以调和诸药。然黄芩、生地黄寒滞，未可概施，用时宜审。

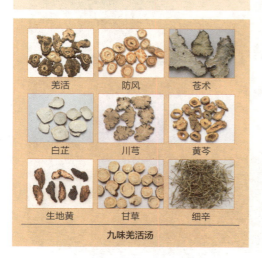

羌活	防风	苍术
白芷	川芎	黄芩
生地黄	甘草	细辛

九味羌活汤

十神汤

（《太平惠民和剂局方》）理气和中

十神汤里葛升麻，
陈草芎苏白芷加；
麻黄赤芍兼香附，
时行感冒效堪夸。

葛根、升麻、陈皮、甘草、川芎、紫苏叶、白芷、麻黄、赤芍、香附各等份，加生姜、葱白煎。治风寒两感，头痛发热，无汗恶寒，咳嗽鼻塞。川芎、麻黄、升麻、葛根、紫苏叶、陈皮、白芷、香附辛香利气，发表散寒；加赤芍者，敛阴气于发汗之中；加甘草者，和阳气于疏利之队也。

此方用升麻、葛根能解阳明瘟疫时气，若太阳伤寒发热用之，则引邪入阳明，传变发斑矣。慎之！（吴绶）

神术散

（《太平惠民和剂局方》）散寒祛湿

神术散用甘草苍，
细辛藁本芎芷羌；
各走一经祛风湿，
风寒泄泻总堪尝；
太无神术即平胃，
加入菖蒲与藿香；

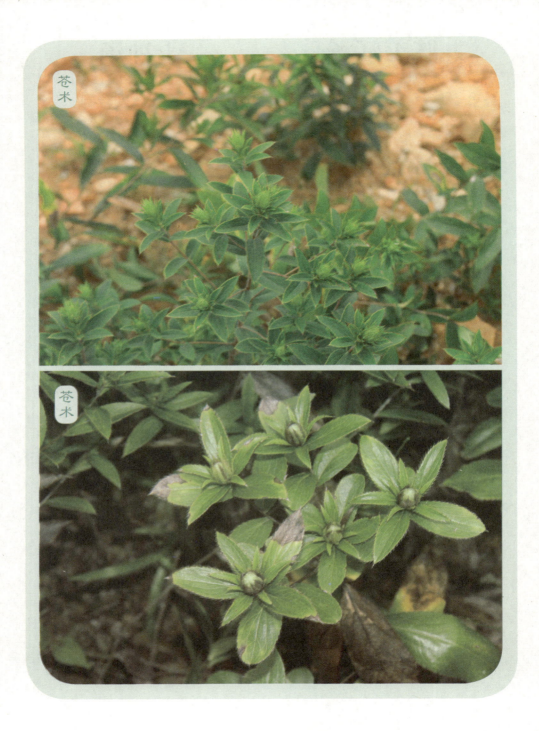

苍术

苍术

苍术二两，甘草（炙）、细辛、藁本、白芷、川芎、羌活各一两，每服四钱，生姜、葱白煎。

太阴苍术，少阴细辛，厥阴、少阳川芎，太阳羌活、藁本，阳明白芷，此方与九味羌活汤意同，加藁本，除黄芩、生地黄、防风，较九味羌活汤更稳。

太无，丹溪之师。太无神术散，即平胃散加石菖蒲、广藿香。陈皮为君二钱，苍术、厚朴各一钱，甘草（炙）、石菖蒲、广藿香各半钱，治岚瘴、瘟疟时气。

海藏神术散，苍术、防风各二两，

甘草（炙）一两，用代仲景麻黄汤，治太阳伤寒无汗。若此方以白术易苍术，名白术汤，用代桂枝汤，治太阳中风有汗。二术主治略同，特有止汗、发汗之异。

麻黄附子细辛汤

（《伤寒论》）助阳解表

麻黄、细辛各二两，附子（炮）一枚。麻黄发太阳之汗，附子温少阴之经，细辛为肾经表药，连属其间。

少阴证脉沉属里，当无热，今反发热，为太阳表证未除。

人参败毒散

（《活人书》）发汗祛湿

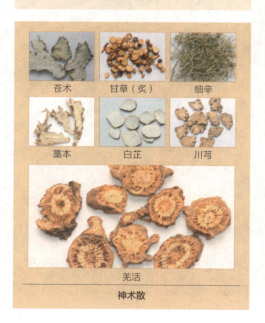

苍术　　甘草（炙）　　细辛

藁本　　白芷　　川芎

羌活

神术散

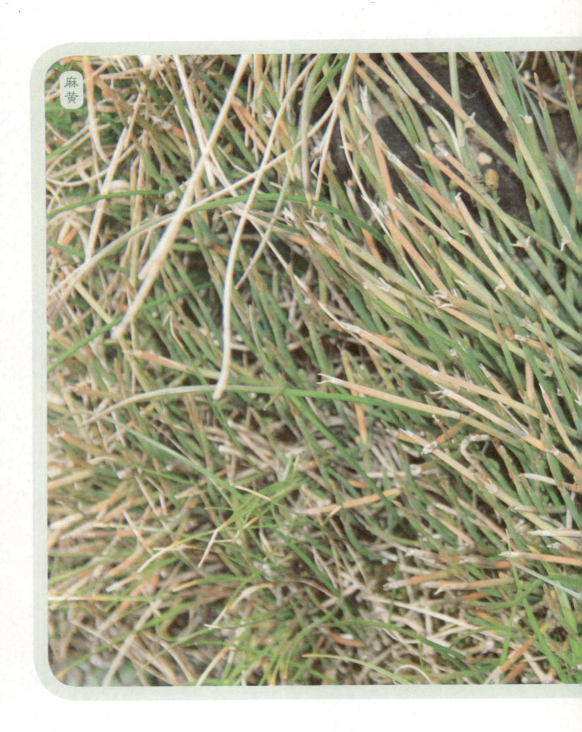

麻黄

汤头歌诀 彩图版

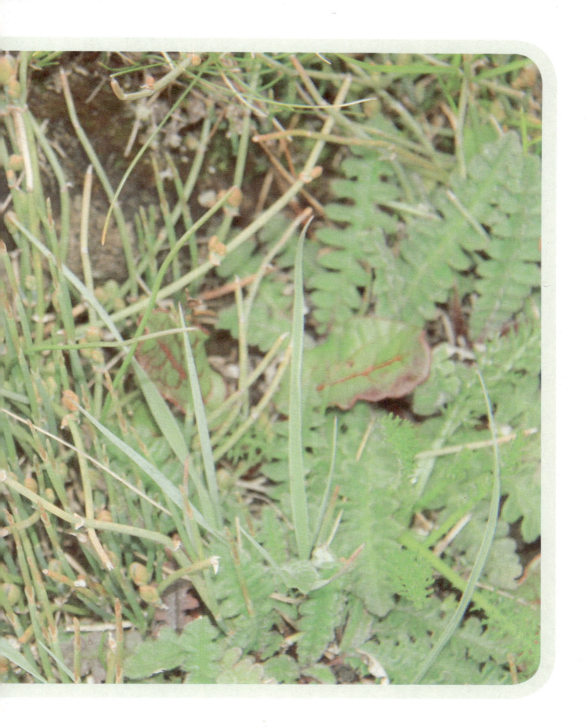

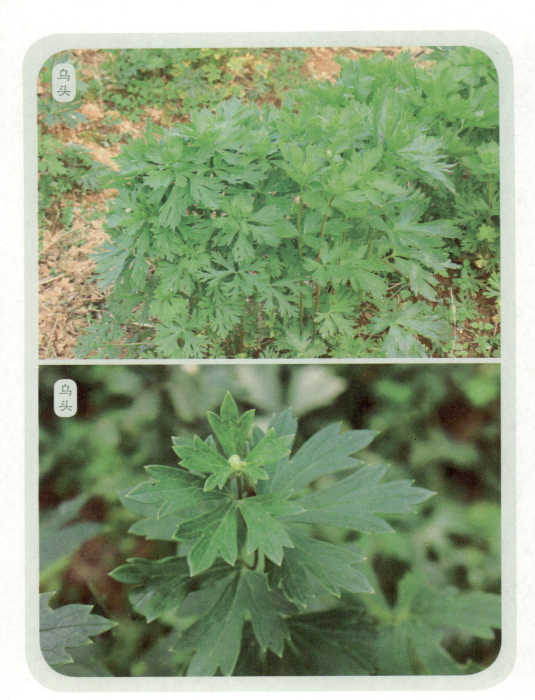

乌头

乌头

汤头歌诀·彩图版

毒，即湿热也。人参、茯苓、枳壳、桔梗、柴胡、前胡、羌活、独活、川芎各一两，甘草五钱，每服二两，加薄荷、生姜煎。羌活理太阳游风，独活理少阴伏风，兼能去湿除痛，川芎、柴胡和血升清，枳壳、前胡行痰降气，甘草、桔梗、人参、茯苓清肺强胃，辅正匡邪也。喻嘉言曰：暑、湿、热三气门中，推此方为第一，俗医减却人参，曾与他方有别耶？

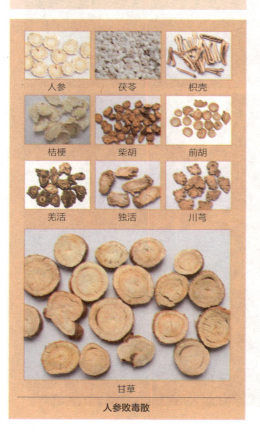

人参　茯苓　枳壳

桔梗　柴胡　前胡

羌活　独活　川芎

甘草

人参败毒散

再造散

（《伤寒六书》）助阳益气

再造散用参芪甘，
桂附羌防芎芍参；
细辛加枣煨姜煎，
阳虚无汗法当谙。

人参、黄芪、甘草、川芎、白芍（酒炒）、羌活、防风、桂枝、附子（炮）、细辛、煨生姜、大枣煎。以人参、黄芪、甘草、生姜、桂枝、附子、大枣大补其阳气，助羌活、防风、川芎、细辛散寒发表，加白芍者，于阳中敛阴，散中有收也。

发热头痛，恶寒无汗，服汗剂汗不出者为阳虚，不能作汗名无阳证，庸医不识，不论时令，遂以升麻重剂劫取其汗，误人死者多矣。（陶节庵）

人第知参、芪能止汗，而不知其能发汗，以在表药队中，则助表药而解散也。（陶节庵）

麻黄人参芍药汤

（《脾胃论》）散寒解表

麻黄人参芍药汤，
桂枝五味麦冬裹；

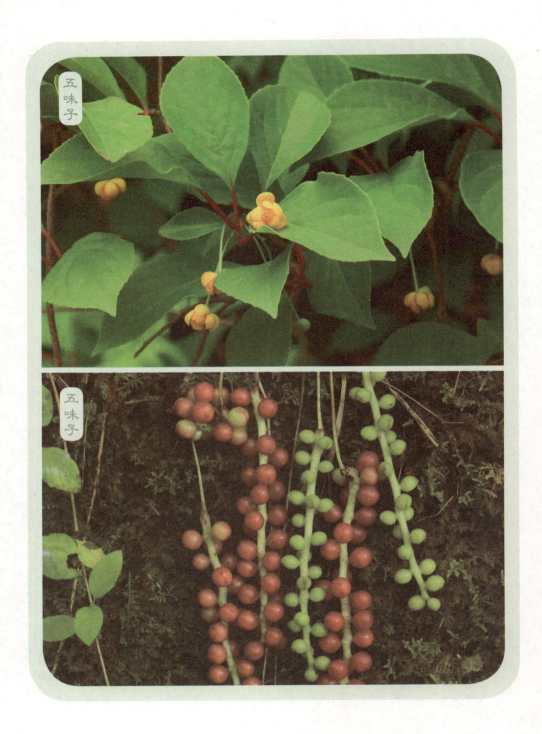

五味子

五味子

汤头歌诀 彩图版

归芪甘草汗兼补，
虚人外感服之康。

麻黄、芍药、黄芪、当归、甘草（炙）各一钱，人参、麦冬各三分，桂枝五分，五味子五粒。李东垣治一人内蕴虚热，外感大寒而吐血，法仲景麻黄汤加补剂制此方，一服而愈。

原解：麻黄散外寒，桂枝补表虚，黄芪实表益卫，人参益气固表，麦冬、五味子保肺气，甘草补脾，芍药安太阴，当归和血养血。

妇人鸡犬忌窥探，
肘后单煎葱白豉，
用代麻黄功不惭。

白芷一两，甘草五钱，淡豆豉五十粒，生姜三片，葱白三寸，煎取汁服。

《肘后备急方》：单煎葱一握，淡豆豉一升，名葱豉汤。伤寒初觉头痛身热，便宜服之，可代麻黄汤。

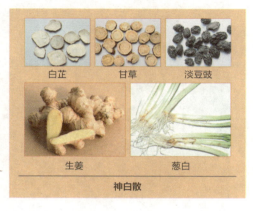

白芷　　甘草　　淡豆豉

生姜　　葱白

神白散

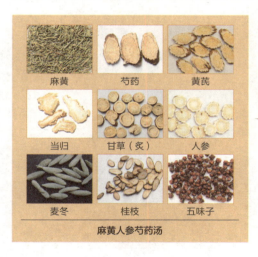

麻黄　　芍药　　黄芪

当归　　甘草（炙）　　人参

麦冬　　桂枝　　五味子

麻黄人参芍药汤

神白散

（《卫生家宝》）解表散寒

神白散用白芷甘，
姜葱淡豉与相参；
一切风寒皆可服，

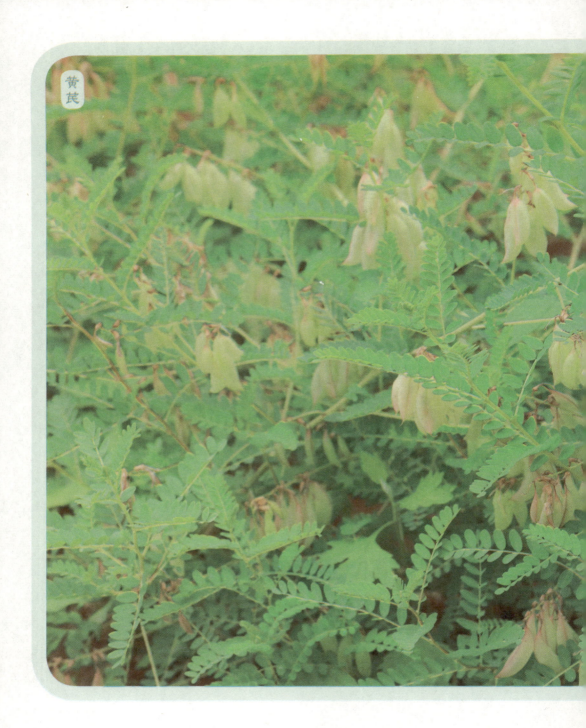

黄芪

汤头歌诀 彩图版

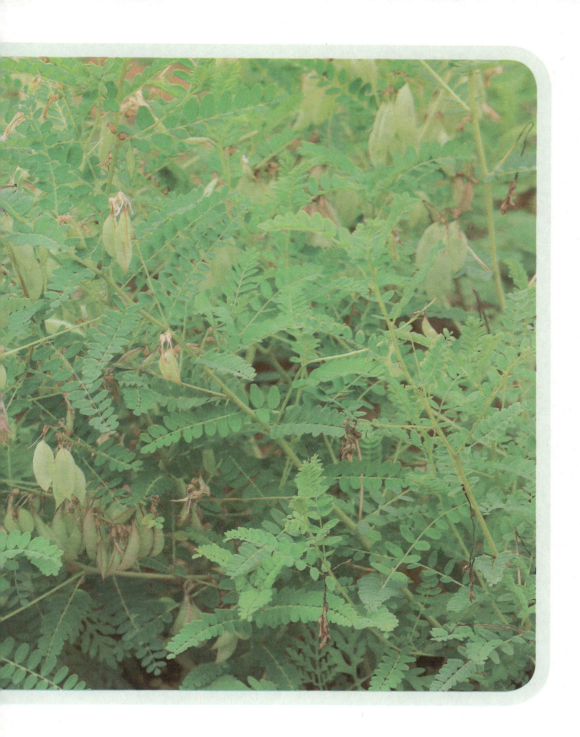

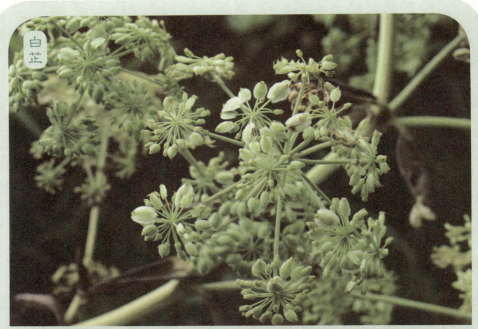

白芷

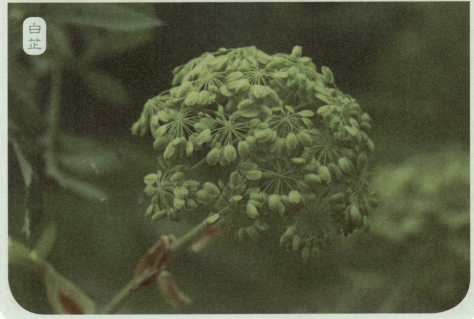

白芷

汤头歌诀 彩图版

三、攻里之剂

（七首，附方四）

大承气汤

（《伤寒论》）峻下热结

大承气汤用芒硝，
枳实大黄厚朴饶；
救阴泄热功偏擅，
急下阳明有数条。

大黄四两（酒洗），芒硝三合，厚朴八两，枳实五枚。大黄治大实，芒硝治大燥大坚，二味治无形血药；厚朴治大满，枳实治痞，二味治有形气药。热毒传入阳明胃腑，痞、满、燥、实、坚全见，杂证三焦实热并须以此下之。胃为水谷之海，土为万物之母，四旁有病

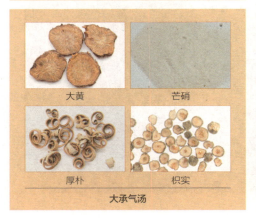

大黄　芒硝

厚朴　枳实

大承气汤

皆能传入胃腑，则不复传他经矣。

伤寒热邪传里，须看热气浅深用药，大承气最紧，小承气次之，调胃又次之，大柴胡又次之。盖恐硝性燥急，故不轻用。（陶节庵）

小承气汤

（《伤寒论》）轻下热结

小承气汤朴实黄，
谵狂痞硬上焦强；
益以羌活名三化，
中气闭实可消详。

大黄四两，厚朴二两（炙，去皮），枳实三枚（大者，炙）。

热在上焦则满，在中焦则硬，胃有燥粪则谵语。不用芒硝者，恐伤下焦真阴也。

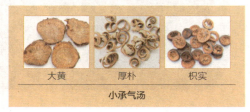

大黄　厚朴　枳实

小承气汤

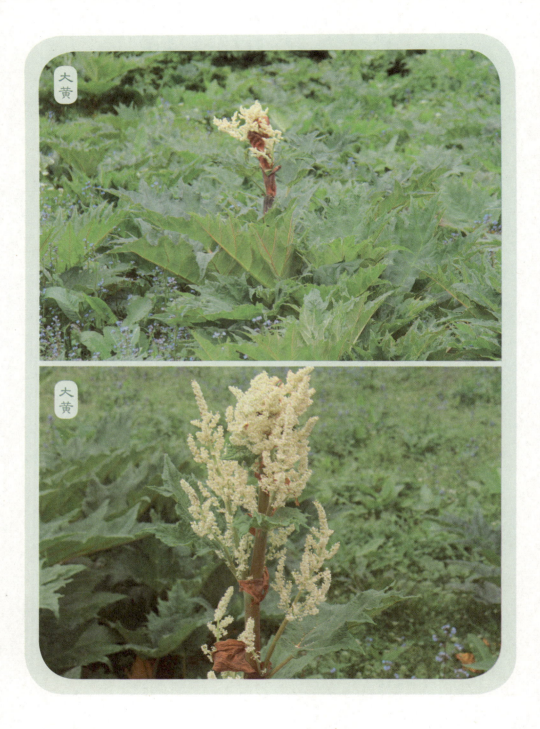

大黄

大黄

用承气治二便，加羌活（名三化汤）治风，中风体实者可偶用，然涉虚者多不可轻投。

芒硝水丸量服之，一切实积能推荡，泻痢食疟用咸宜。

调胃承气汤

（《伤寒论》）缓下热结

调胃承气硝黄草，
甘缓微和将胃保，
不用朴实伤上焦，
中焦燥实服之好。

大黄四两、芒硝半升，甘草（炙）二两。用甘草，甘以缓之，微和胃气，勿令大泄下。不用厚朴、枳实，恐伤上焦氤氲之气也。

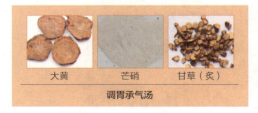

大黄　　芒硝　　甘草（炙）

调胃承气汤

木香槟榔丸

（《儒门事亲》）攻积泻热

木香槟榔青陈皮，
枳柏芙连棱术随，
大黄黑丑兼香附，

木香、槟榔、青皮（醋炒）、陈皮、枳壳（炒）、黄柏（酒炒）、黄连（吴茱萸炒）、三棱（醋制）、莪术（醋制）各五钱，大黄（酒浸）一两，香附、牵牛子各二两，芒硝水丸，量虚

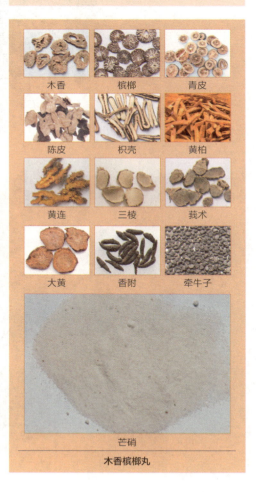

木香　　槟榔　　青皮

陈皮　　枳壳　　黄柏

黄连　　三棱　　莪术

大黄　　香附　　牵牛子

芒硝

木香槟榔丸

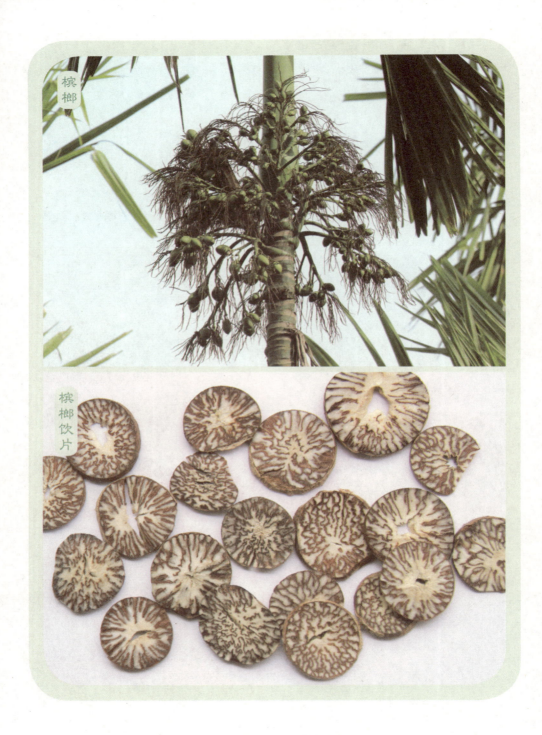

槟榔

槟榔饮片

实服。木香、香附、青皮、陈皮、枳壳利气宽肠，牵牛子、槟榔下气尤速，气行则无痞满后重之患矣，黄连、黄柏燥湿清热，三棱、莪术行气破血，芒硝、大黄去血中伏热，并为推坚峻品，湿热积滞去则二便调三焦通泰矣。盖宿垢不净，清阳终不得升，亦通因通用之义也。

大黄一两，枳实（麸炒）、神曲（炒）各五钱，白术、茯苓、黄芩、黄连各三钱，泽泻二钱，蒸饼糊丸，量虚实服之。大黄、枳实荡热荡积，黄芩、黄连佐之以清热，茯苓、泽泻佐之以利湿，神曲佐之以消食，又恐苦寒力峻，故加白术补土固中。

枳实导滞丸

（《内外伤辨惑论》）清热祛湿

枳实导滞首大黄，
芩连曲术茯苓襄；
泽泻蒸饼糊丸服，
湿热积滞力能攘；
若还后重兼气滞，
木香导滞加槟榔。

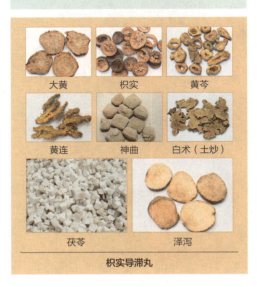

大黄　　枳实　　黄芩

黄连　　神曲　　白术（土炒）

茯苓　　泽泻

枳实导滞丸

温脾汤

（《备急千金要方》）温补脾阳

温脾参附与干姜，
甘草当归硝大黄；
寒热并行治寒积，
脐腹绞结痛非常。

人参、附子、甘草、芒硝各二两，大黄五两，当归、干生姜各三两，煎服。本方除当归、芒硝，亦名温脾汤，治久痢赤白，脾胃冷实不消。芒硝、大黄以荡其积，干生姜、附子以祛其寒，人参、甘草、当归以保其血气。

按 古人方中多有芒硝、大黄、黄连、黄柏与生姜、吴茱萸、桂枝、附子寒热并用者，亦有人参、莪术、芒硝、黄连补泻并用者，亦有大黄、麻黄汗下兼行者，今人罕识其旨，姑录此方以见治疗之妙不一端也。

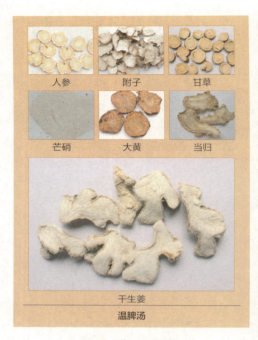

人参　　附子　　甘草

芒硝　　大黄　　当归

干生姜

温脾汤

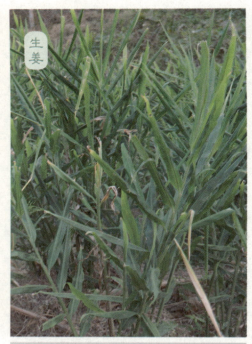

生姜

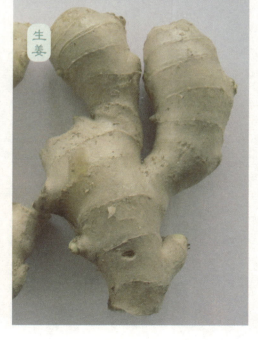

生姜

蜜煎导法

（《伤寒论》）润肠通便

蜜煎导法通大便，
或将胆汁灌肛中；
不欲苦寒伤胃腑，
阳明无热勿轻攻。

张仲景用蜜熬如饴，捻作挺子，乘热纳谷道中，或将猪胆汁灌肛中：用猪胆汁（醋和），插入肛中，将汁灌入，顷当大便，名猪胆汁导法。

胃腑无热而便秘者，为汗多津液不足，不宜用承气妄攻。此仲景心法，后人罕知，故录三方于攻下之末。

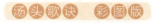

汤头歌诀　彩图版

四、涌吐之剂

（二首，附方六）

瓜蒂散

（《伤寒论》）涌吐痰涎

瓜蒂散中赤小豆，
或入藜芦郁金凑；
此吐实热与风痰，
虚者参芦一味匀；
若吐虚烦栀豉汤，
剧痰乌附尖方透；
古人尚有烧盐方，
一切积滞功能奏。

甜瓜蒂（炒黄）、赤小豆共为末，熟水或齑水调，量虚实服之。

张子和去赤小豆加藜芦、防风，一方去赤小豆加郁金、韭汁，名三圣散，鹅翎探吐，并治风痰。

瓜蒂吐实热，藜芦吐风痰。虚人

痰壅不得服瓜蒂者，以参芦代之，或加竹沥。

张仲景栀子十四枚，豉四合，治伤寒后虚烦。

朱丹溪治许白云，用瓜蒂、栀子、苦参、藜芦，屡吐不透，后以浆水和乌附尖服，始得大吐。

烧盐熟汤调服，以指探吐，治霍乱、宿食、冷痛症。《备急千金要方》：凡病宜吐，大胜用药。

稀涎散

（《济生方》）开关涌吐

稀涎皂角白矾班，
或益藜芦微吐间；
风中痰升人昏仆，
当先服此通其关；
通关散用细辛皂，
吹鼻得嚏保生还。

皂角四块（去皮、弦，炙），白矾一两，为末，每服五分。白矾酸苦涌泄，能软顽痰；皂角辛酸通窍，专制风

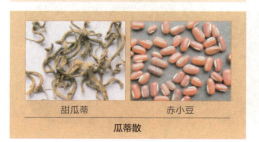

甜瓜蒂　　　赤小豆

瓜蒂散

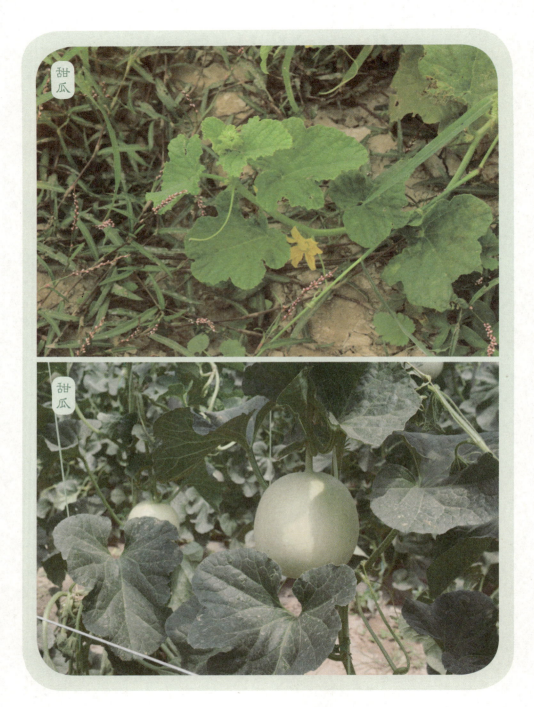

甜瓜

甜瓜

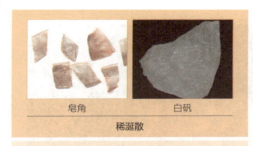

皂角　　　　白矾

稀涎散

木。此专门之兵也，初中风时宜用之。

风中痰升而眩仆者，令微吐稀涎，续进他药。

细辛、皂角为末。卒中者用此吹鼻，有嚏者可治，无嚏者为其肺气已绝矣。

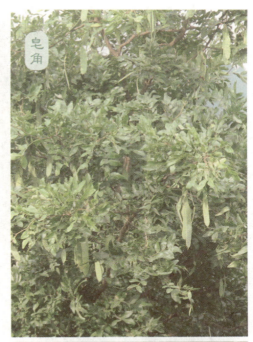

皂角

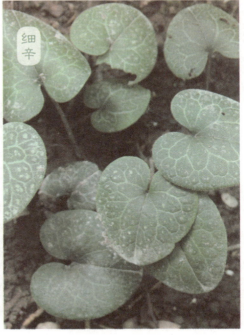

细辛

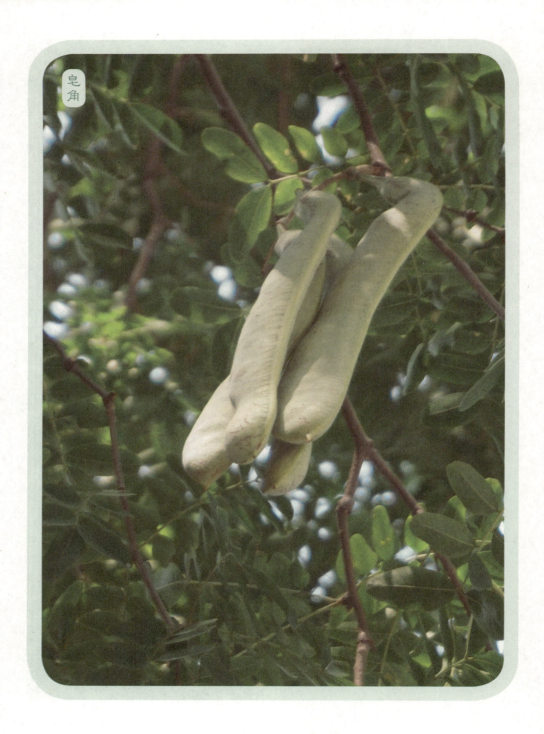

皂角

汤头歌诀 彩图版

五、和解之剂

（九首，附方五）

小柴胡汤

（《伤寒论》）和解少阳

小柴胡汤和解供，
半夏人参甘草从；
更用黄芩加姜枣，
少阳百病此为宗。

柴胡八两，半夏半升，人参、甘草、黄芩、生姜各三两，大枣十二枚。治一切往来寒热，胸满胁痛，心烦喜呕，口苦耳聋，咳渴悸利，半表半里之证。属少阳经者，但见一症便是，不必悉具。胆腑清净，无出无入，经在半表半里，法宜和解。柴胡升阳达表，黄芩退热和阴，半夏、生姜祛痰散逆，人参、甘草、大枣辅正补中，使邪不得复传入里也。

四逆散

（《伤寒论》）疏肝理脾

四逆散里用柴胡，
芍药枳实甘草须；
此是阳邪成厥逆，
敛阴泄热平剂扶。

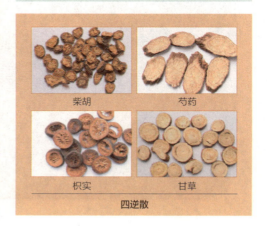

柴胡　半夏　人参
甘草　黄芩　生姜
大枣
小柴胡汤

柴胡　芍药
枳实　甘草
四逆散

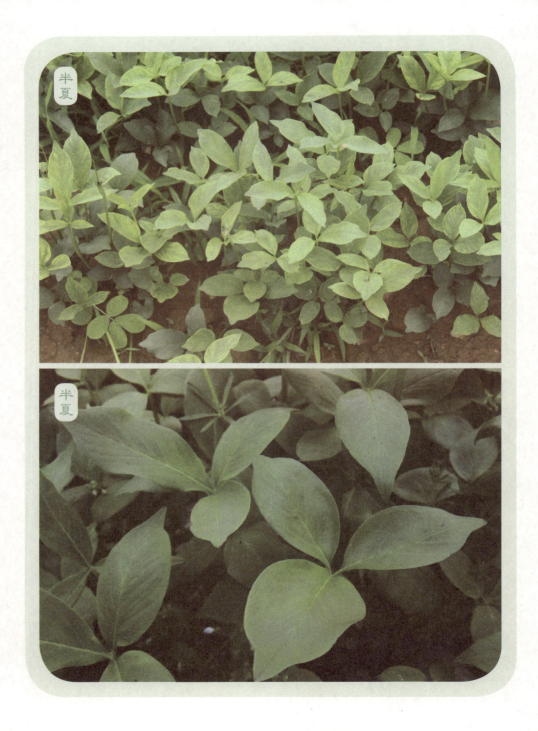

半夏

半夏

汤头歌诀·彩图版

柴胡、芍药（炒）、枳实（麸炒）、甘草（炙）各等份。治阳邪入里，四肢逆而不温。芍药敛阴，枳实泄热，甘草和逆，柴胡散邪，用平剂以和解之。

枣十二枚。治胸中有热而欲呕，胃中有寒而作痛，或丹田有热、胸中有寒者。

按 此汤与小柴胡汤同义，以桂枝易柴胡，以黄连易黄芩，以干生姜易生姜，余药同，皆和解之义。但小柴胡汤属少阳药，此汤属太阳、阳明药也。

黄连汤

（《伤寒论》）和胃降逆

黄连汤内用干姜，
半夏人参甘草藏；
更用桂枝兼大枣，
寒热平调呕痛忘。

黄连（炒）、干生姜（炮）、甘草、桂枝各三两，人参二两，半夏半升，大

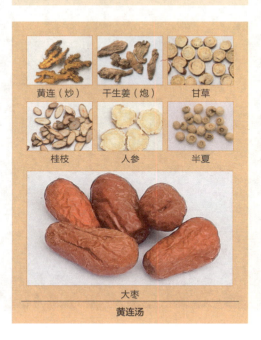

黄连（炒）　干生姜（炮）　甘草

桂枝　人参　半夏

大枣

黄连汤

黄芩汤

（《伤寒论》）清肠止痢

黄芩汤用甘芍并，
二阳合利枣加烹；
此方遂为治痢祖，
后人加味或更名；
再加生姜与半夏，
前症兼呕此能平；
单用芍药与甘草，
散逆止痛能和营。

治太阳、少阳合病下利。黄芩三两，芍药、甘草各二两，大枣十二枚。阳邪入里，故以黄芩彻其热，甘草、大枣和其太阴。

利，泄泻也；痢，滞下也。仲景本治伤寒下利，《机要》用此治痢，更名黄芩芍药汤。洁古治痢，加木香、槟榔、大黄、黄连、当归、官桂，名芍药汤。

再加生姜、半夏，名黄芩加半夏生

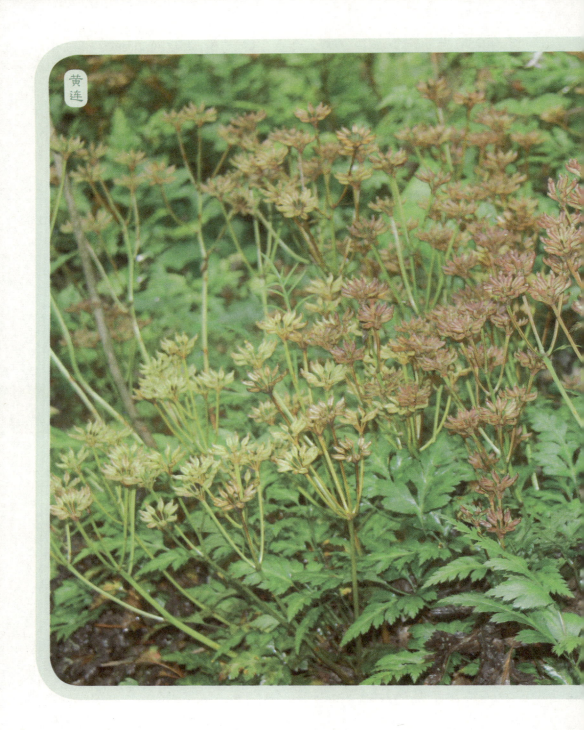

黄连

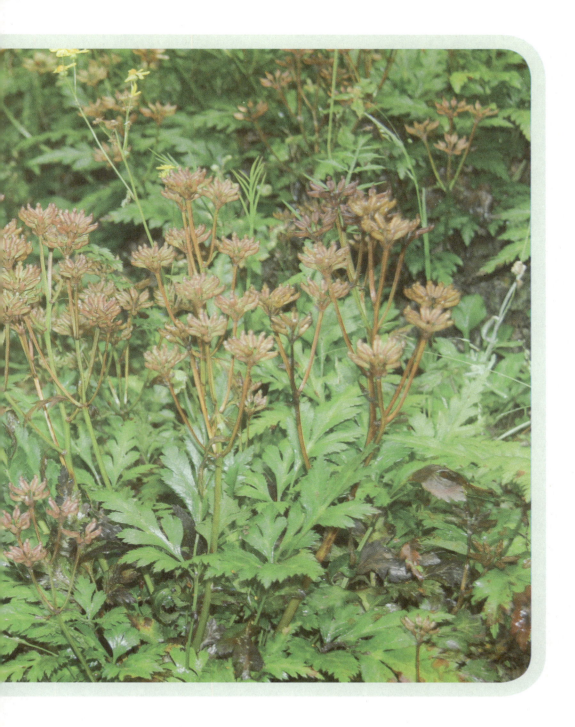

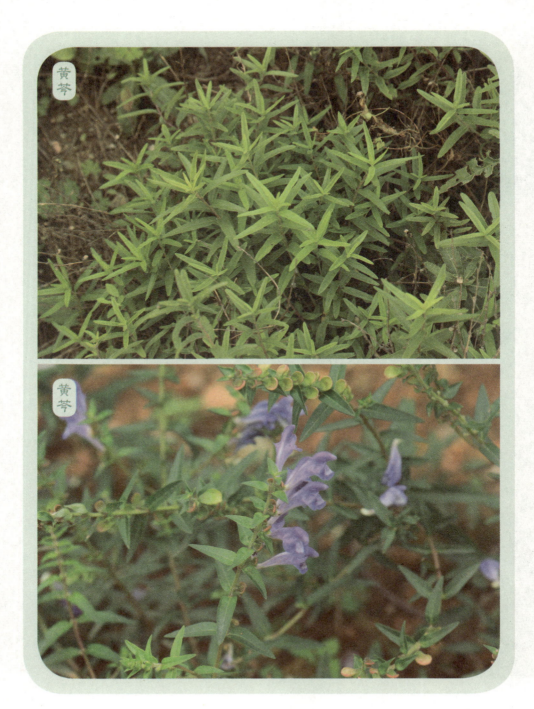

黄芩

黄芩

汤头歌诀 彩图版

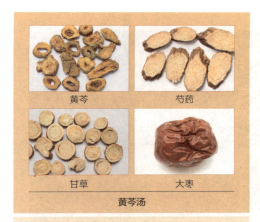

黄芩　芍药

甘草　大枣

黄芩汤

姜汤（仲景）。

只用芍药、甘草各等份，名芍药甘草汤（仲景）。

虞天民曰：白芍不唯治血虚，兼能行气。腹痛者，营气不和，逆于内里，以白芍行营气，以甘草和逆气，故治之也。

土，柴胡升阳散热，茯苓利湿宁心，生姜暖胃祛痰，薄荷消风理血。《医贯》曰：方中柴胡、薄荷二味最妙，盖木喜风摇，寒即摧萎，温即发生，木郁则火郁，火郁则土郁，土郁则金郁，金郁则水郁，五行相因，自然之理也。余以一方治木郁，而诸郁皆解，逍遥散是也。

加牡丹皮、栀子，名八味逍遥散，治肝伤血少。

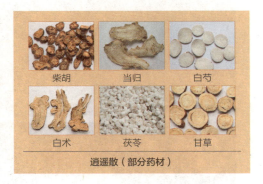

柴胡　当归　白芍

白术　茯苓　甘草

逍遥散（部分药材）

逍遥散

（《太平惠民和剂局方》）疏肝解郁

> 逍遥散用当归芍，
> 柴苓术草加姜薄；
> 散郁除蒸功最奇，
> 调经八味丹栀着。

柴胡、当归、白芍、白术、茯苓各一两，甘草半两，加煨生姜、薄荷煎。

肝虚则血病，当归、白芍养血平肝，木盛则土衰，白术、甘草和中补

藿香正气散

（《太平惠民和剂局方》）解表祛湿

> 藿香正气大腹苏，
> 甘桔陈苓术朴俱；
> 夏曲白芷加姜枣，
> 感伤岚瘴并能驱。

广藿香三两，大腹皮、紫苏叶、茯苓、白芷各一两，陈皮、白术（土炒）、厚朴（生姜汁炒）、半夏曲、桔

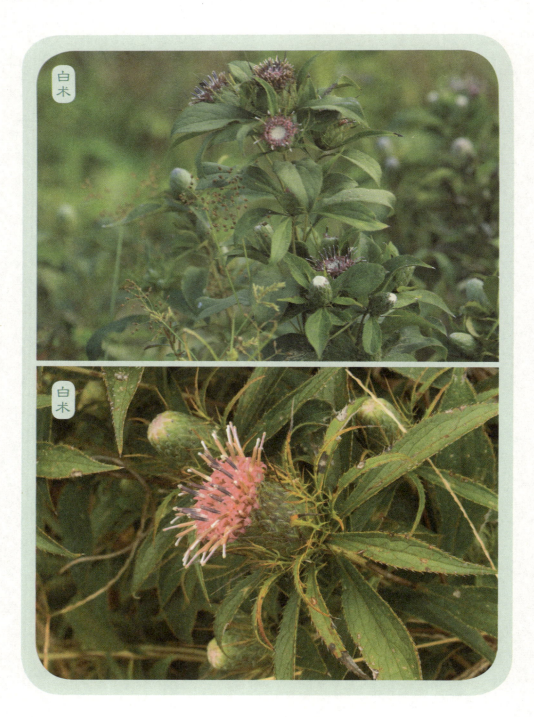

白术

白术

汤头歌诀 彩图版

梗各二两，甘草二两半，每服五钱，加生姜、大枣煎。广藿香芳香和中，辟恶止呕；紫苏叶、白芷、桔梗散寒利膈，以散表邪；大腹皮、厚朴消满；陈皮、半夏曲除痰，以疏里滞；茯苓、白术、甘草益脾去湿，以辅正气，正气通畅，则邪逆自已矣。

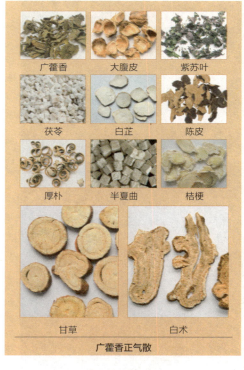

广藿香　大腹皮　紫苏叶

茯苓　白芷　陈皮

厚朴　半夏曲　桔梗

甘草　白术

广藿香正气散

六和汤

（《太平惠民和剂局方》）健脾和胃

六和藿朴杏砂呈，
半夏木瓜赤茯苓；

术参扁豆同甘草，
姜枣煎之六气平；
或益香薷或苏叶，
伤寒伤暑用须明。

广藿香、厚朴、杏仁、砂仁、半夏、木瓜、赤茯苓、白术、人参、白扁豆、甘草，加生姜、大枣煎。能御风、寒、暑、湿、燥、火六气，故名曰六和。广藿香、厚朴、杏仁、砂仁理气化食，人参、白术、半夏、甘草补正匡脾，白扁豆、木瓜祛暑，赤茯苓行水，大抵以理气健脾为主，脾胃既强，则诸邪不能干矣。伤寒加苏叶；伤暑加香薷。

清脾饮

（《济生方》）健脾祛湿

清脾饮用青朴柴，
苓夏甘苓白术偕；
更加草果姜煎服，
热多阳疟此方佳。

青皮、厚朴、柴胡、黄芩、半夏（生姜炙）、甘草、茯苓、白术、草果，加生姜煎。疟不止加酒炒常山一钱、乌梅二个；大渴加麦冬、知母。疟疾一名脾寒，盖因脾胃受伤者居多。此方乃加减小柴胡汤从温脾诸方而一变也，青皮、柴胡平肝平滞，厚朴、半夏平胃祛

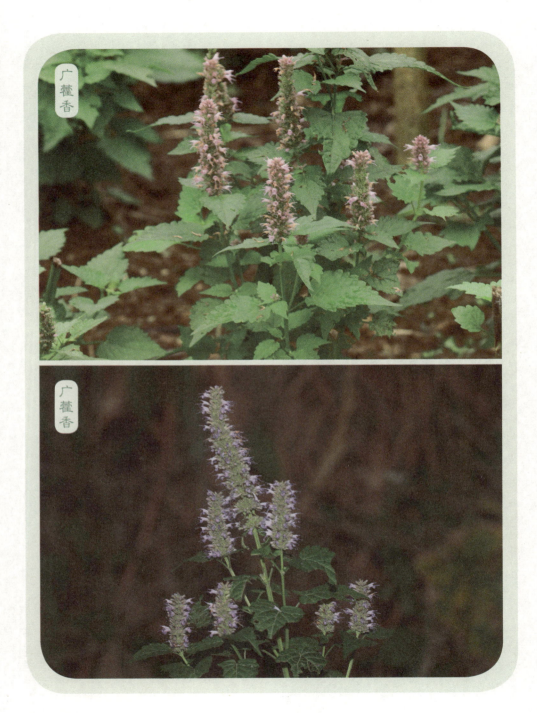

广藿香

广藿香

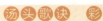

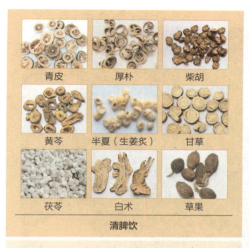

青皮	厚朴	柴胡
黄芩	半夏（生姜炙）	甘草
茯苓	白术	草果

清脾饮

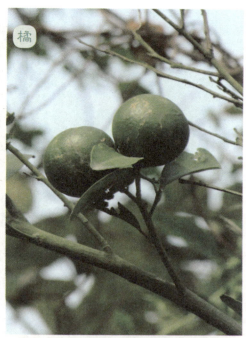

橘

痰，黄芩、茯苓清热利湿，白术、甘草补脾调中，草果散太阴积寒、除痰截疟。

痛泻要方

（《医方考》）补脾泻肝

痛泻要方陈皮芍，
防风白术煎丸酌，
补土泻木理肝脾，
若作食伤医便错。

白术（土炒）三两，白芍（酒炒）四两，陈皮（炒）半两，防风一两，或煎或丸。久泻加升麻。陈皮理气补脾，防风、白芍泻木益土。

吴鹤皋：伤食腹痛，得泻便减，今泻而痛不减，故责之土败木贼也。

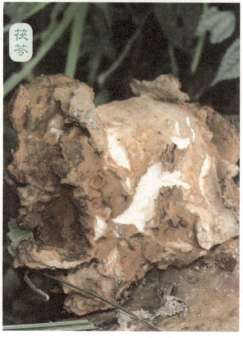

茯苓

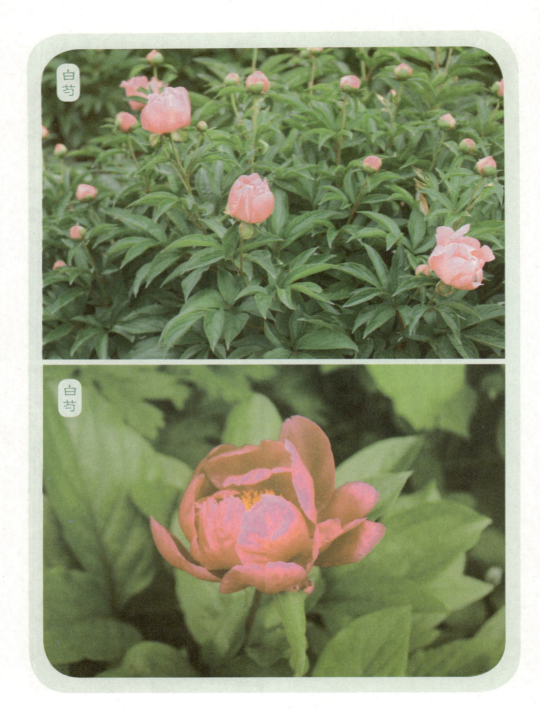

白芍

白芍

六、表里之剂

（八首，附方五）

大柴胡汤

（《伤寒论》）发表攻里

大柴胡汤用大黄，
枳实芩夏白芍将；
煎加姜枣表兼里，
妙法内攻并外壤；
柴胡芒硝义亦尔，
仍有桂枝大黄汤。

柴胡八两，大黄二两，枳实四枚，半夏半升，黄芩、芍药各三两，生姜五

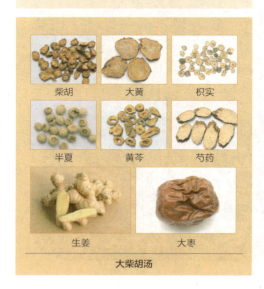

柴胡	大黄	枳实
半夏	黄芩	芍药
生姜	大枣	

大柴胡汤

两，大枣十二枚。治阳邪入里，表证未除，里证又急者。柴胡解表，大黄、枳实攻里，黄芩清热，芍药敛阴，半夏和胃止呕，生姜、大枣调和营卫。

张仲景：小柴胡汤加芒硝二两，名柴胡加芒硝汤。

仲景桂枝汤内加大黄二两、芍药三两，治太阳误下，转属太阴大实痛者。

按 本方、次方治少阳阳明，后方治太阳阳明，为不同。

防风通圣散

（《素问病机气宜保命集》）泻热通便

防风通圣大黄硝，
荆芥麻黄栀芍翘；
甘桔芎归膏滑石，
薄荷芩术力偏饶；
表里交攻阳热盛，
外科疡毒总能消。

大黄（酒蒸）、芒硝、防风、麻

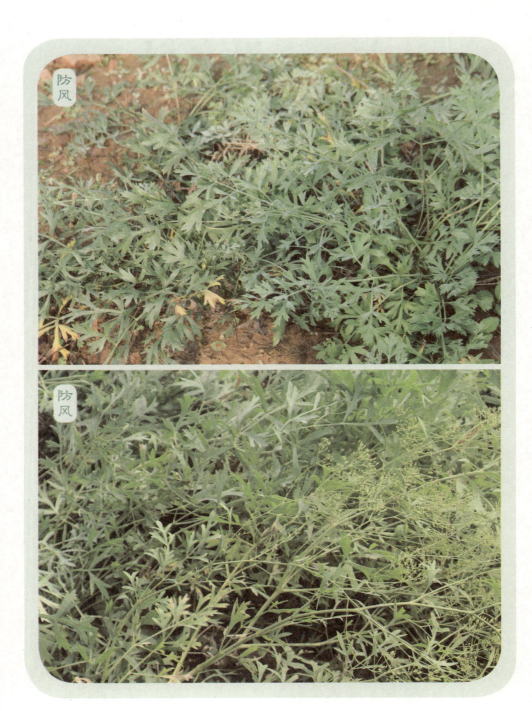

防风

防风

黄、白芍（炒）、连翘、川芎、当归、薄荷各五钱，白术、栀子、荆芥各二钱半，桔梗、黄芩、石膏各一两，甘草二两，滑石三两，加生姜、葱煎。荆芥、防风、麻黄、薄荷发汗而散热搜风，栀子、滑石、芒硝、大黄利便而降火行水，黄芩、桔梗、石膏清肺泻胃，川芎、当归、白芍养血补肝，连翘散气聚血凝，甘草、白术能补中燥湿，故能汗不伤表、下不伤里也。

五积散

（《太平惠民和剂局方》）解表温里

> 五积散治五般积，
> 麻黄苍芷芍归芎；
> 枳桔桂姜甘茯朴，
> 陈皮半夏加姜葱。
> 陈桂枳陈余略炒，
> 熟料尤增温散功。
> 温中解表祛寒湿，
> 散痞调经用各充。

五积，即寒积、湿积、气积、血积、痰积也。

当归、川芎、白芍、茯苓、桔梗各八分，苍术、白芷、厚朴、陈皮各六分，枳壳七分，麻黄、半夏各四分，肉桂、干生姜、甘草各三分。表重者用桂枝，桂枝、麻黄解表散寒，甘草、白芍

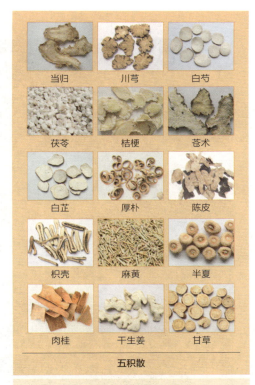

当归　　川芎　　白芍

茯苓　　桔梗　　苍术

白芷　　厚朴　　陈皮

枳壳　　麻黄　　半夏

肉桂　　干生姜　甘草

五积散

和里止痛，苍术、厚朴平胃，陈皮、半夏消痰，川芎、当归养血，茯苓利水，干生姜、白芷祛寒湿，枳壳、桔梗利膈肠，一方统治多病，唯善用者变而通之。

桂枝、枳实、陈皮三味生用，余药微炒，名熟味五积散。

凡阴证伤寒，脉浮沉无力者，均当服之，亦可加附子。（陶节庵）

葛根黄芩黄连汤

（《伤寒论》）清热解表

> 葛根黄芩黄连汤，

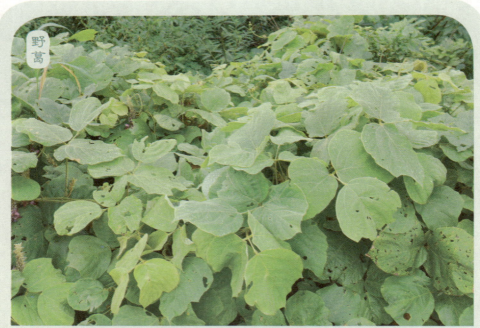

野葛

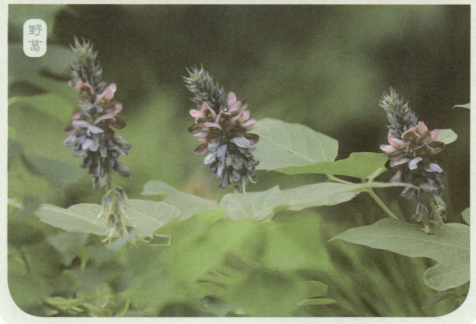

野葛

汤头歌诀 · 彩图版

甘草四般治二阳，
解表清里兼和胃，
喘汗自利保平康。

内伤外感此方推，
参前若去芎柴入，
饮号芎苏治不差，
香苏饮仅陈皮草，
感伤内外亦堪施。

葛根八两，甘草（炙）各二两，黄连、黄芩各三两。治太阳桂枝证，医误下之，邪入阳明，协热下利、脉促、喘而汗出者。

邪在里，宜见阴脉。促为阳盛，知表未解也。病有汗出而喘者，为邪气外甚。今喘而汗出，为里热气逆，与此方散表邪清里热。脉数而止，曰促。用葛根者，专主阳明之表。（成无己）

人参、紫苏叶、前胡、半夏（生姜炙）、葛根、茯苓各七钱半，陈皮、枳壳、桔梗、木香、甘草各五钱，每服二钱，加生姜、大枣煎。治外感内伤，发热头痛，呕逆咳嗽，痰眩风泻。外感重者，去大枣加葱白。紫苏叶、葛根、前胡解表，人参、茯苓、甘草补中，陈皮、木香行气破滞，半夏、枳壳、桔梗利膈祛痰。

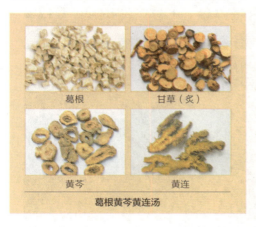

葛根　　　　甘草（炙）

黄芩　　　　黄连

葛根黄芩黄连汤

参苏饮

（《医垒元戎》）益气解表

参苏饮内用陈皮，
枳壳前胡半夏宜，
葛根木香甘桔茯，

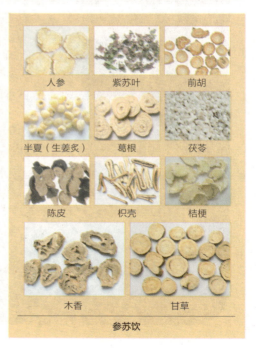

人参　　　紫苏叶　　　前胡

半夏（生姜炙）　　葛根　　　茯苓

陈皮　　　枳壳　　　桔梗

木香　　　　　甘草

参苏饮

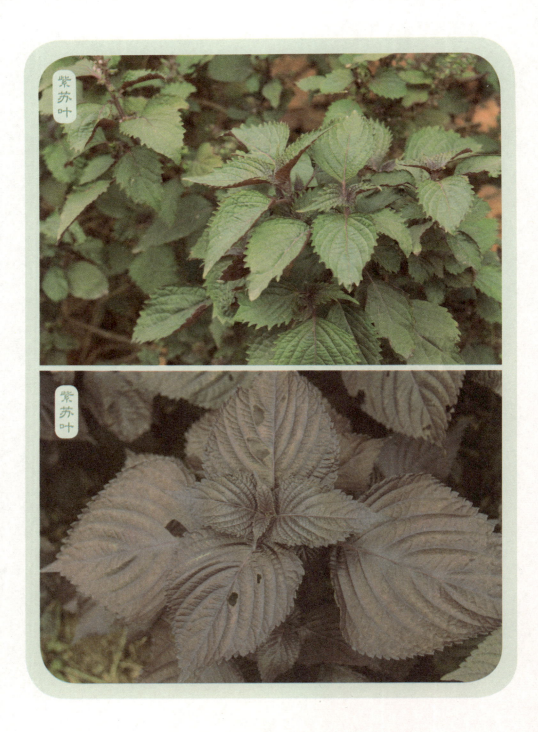

紫苏叶

紫苏叶

去人参、前胡，加川芎、柴胡，名芎苏饮，不服参者宜之。

香苏饮（《局方》），即香附（炒）、紫苏叶各四两，陈皮（不去白）二两，甘草（炙）一两，加生姜、葱煎。

茵陈丸
（《外台秘要方》）攻下涌吐

茵陈丸用大黄硝，
龟甲常山巴豆邀；
杏仁栀豉蜜丸服，
汗吐下兼三法超；
时气毒疠及疟痢，
一丸两服量病调。

茵陈、芒硝、龟甲、栀子各二两，大黄五两，常山、杏仁各三两，巴豆一两（去心、皮，炒），淡豆豉五合，蜜

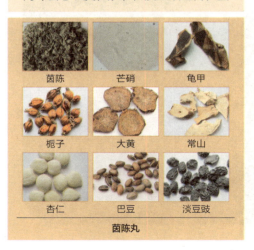

茵陈　芒硝　龟甲
栀子　大黄　常山
杏仁　巴豆　淡豆豉

茵陈丸

丸梧子大，每服一丸。或吐、或汗、或利，不应，再服一丸，不应，以热汤投之。栀子、淡豆豉，栀子豉汤也，合常山可以涌吐，合杏仁可以解肌；大黄、芒硝，承气汤也，可以荡热去实，合茵陈可以利湿退黄，加巴豆大热以去脏腑积寒，加龟甲滋阴以退血分寒热。此方备汗、吐、下三法，虽云劫剂，实是佳方。

大羌活汤
（《此事难知》）发汗解表

大羌活汤即九味，
己独知连白术暨；
散热培阴表里和，
伤寒两感差堪慰。

即九味羌活汤（羌活、防风、苍术各一钱半，细辛五分，川芎、白芷、黄芩、生地黄、甘草各一钱。），加防己、独活、黄连、白术、知母各一两，余药各三钱，每服五钱。

两感伤寒：一曰太阳与少阴俱病，二曰阳明与太阴俱病，三曰少阳与厥阴俱病。阴阳表里同时俱病，欲汗则有里证，欲下则有表证。《黄帝内经》：其两感于寒者必死。仲景无治法，洁古为制此方，间有生者。羌活、独活、苍术、防己、细辛以散寒发热，黄芩、黄

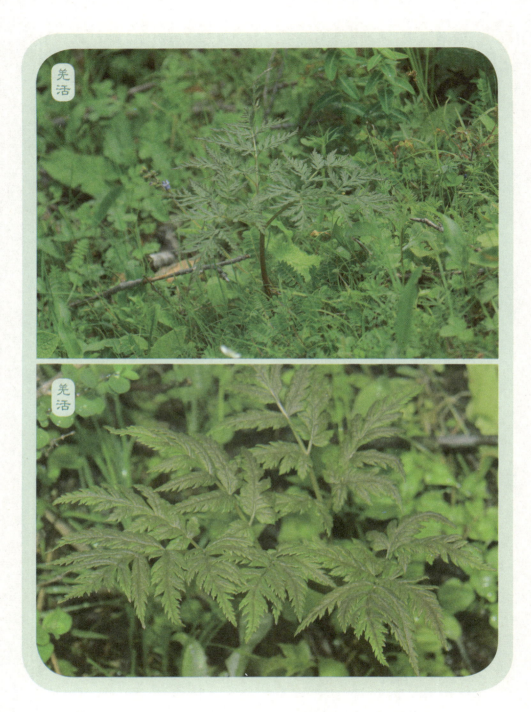

羌活

羌活

汤头歌诀 彩图版

连、知母、川芎、生地黄以清里培阴，白术、甘草以固中和表里。

三黄石膏汤

（《伤寒六书》）发汗解表

三黄石膏芩柏连，
栀子麻黄豆豉全；
姜枣细茶煎热服，
表里三焦热盛宣。

石膏两半，黄连、黄芩、黄柏各七钱，栀子三十个，麻黄、淡豆豉各二合，每服一两，生姜三片，大枣二枚，茶一撮，煎热服（寒因热用）。治表里三焦大热，谵妄，斑衄，身目俱黄。黄

芩泻上焦，黄连泻中焦，黄柏泻下焦，栀子通泻三焦之火以清里；麻黄、淡豆豉散寒发汗而解表；石膏能泻肺胃之火，气轻亦能解肌也。

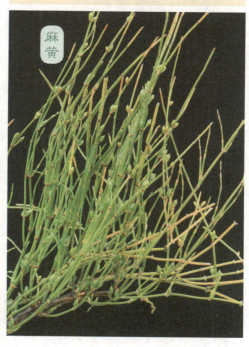
麻黄

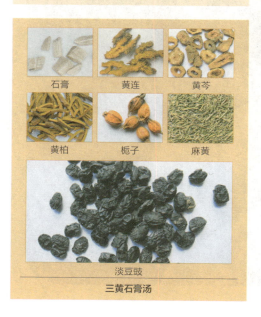
石膏　黄连　黄芩
黄柏　栀子　麻黄
淡豆豉
三黄石膏汤

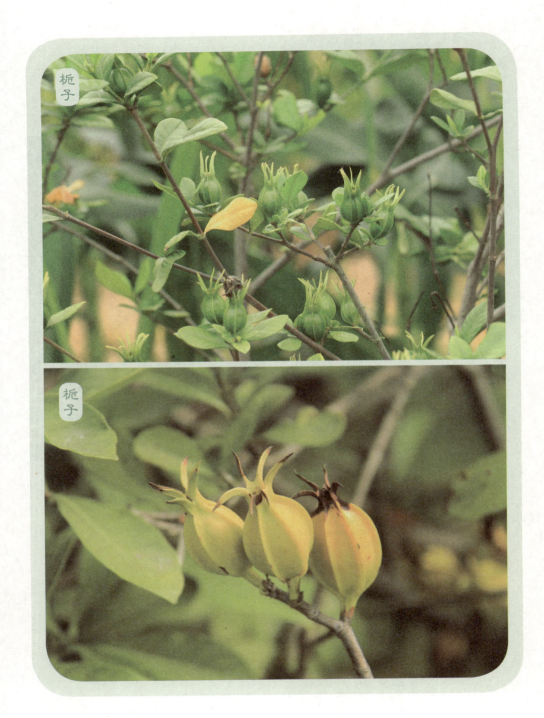

栀子

栀子

汤头歌诀 彩图版

七、消补之剂

（七首，附方六）

平胃散

（《太平惠民和剂局方》）行气和胃

平胃散是苍术朴，
陈皮甘草四般药；
除湿散满驱瘴岚，
调胃诸方从此扩；
或合二陈或五苓，
硝黄麦曲均堪着；
若合小柴名柴平，
煎加姜枣能除疟；
又不换金正气散，
即是此方加夏藿。

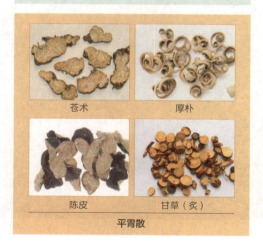

平胃散

苍术　厚朴

陈皮　甘草（炙）

苍术五斤，厚朴、陈皮各三斤二两，甘草（炙）三十两，生姜、大枣煎。苍术燥湿强脾，厚朴散满平胃，陈皮利气行痰，甘草和中补土，泄中有补也。

合二陈汤，名平陈汤，治痰。合五苓散，名胃苓汤，治泻；合小柴胡汤，名柴平汤，除疟；加半夏、广藿香，名不换金正气散。加麦芽、神曲消食；加大黄、芒硝消积。

保和丸

（《丹溪心法》）消食和胃

保和神曲与山楂，
苓夏陈翘菔子加；
曲糊为丸麦汤下，
亦可方中用麦芽；
大安丸内加白术，
消中兼补效堪夸。

山楂六两，神曲二两，茯苓、半夏各三两，陈皮、莱菔子、连翘各一两。山楂消肉食，麦芽消谷食，神曲消食解酒，莱菔子下气制曲，茯苓渗湿，连翘

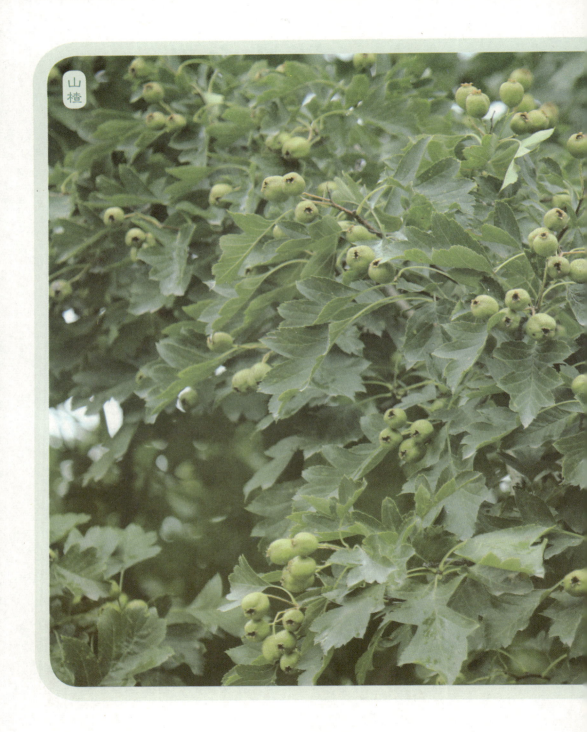

山楂

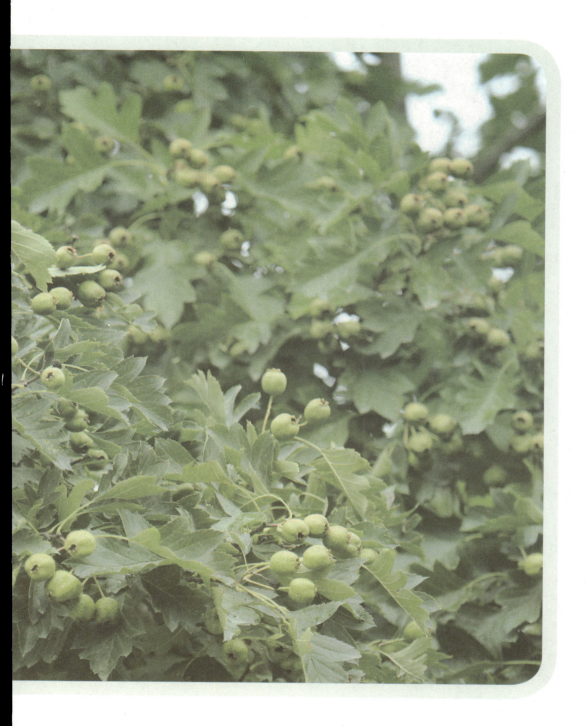

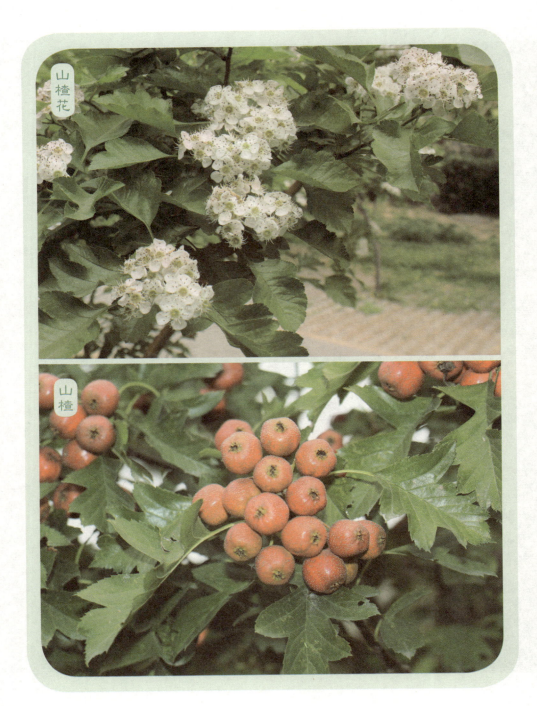

山楂花

山楂

汤头歌诀 彩图版

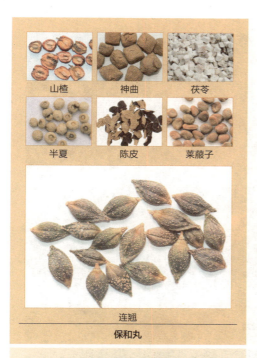

山楂　　　神曲　　　茯苓

半夏　　　陈皮　　　莱菔子

连翘

保和丸

人参、白术各二两，陈皮、麦芽各一两，山楂两半，枳实三两。陈皮、枳实理气化积，山楂消肉食，神曲、麦芽消谷食，人参、白术益气强脾。

此方可补充应用枳术丸，枳术丸（洁古），白术（土炒）二两，枳实（麸炒）一两。荷叶包陈米饭煨干，为丸，引胃气及少阳甲胆之气上升。

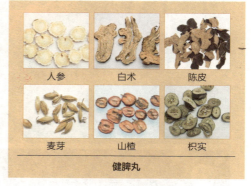

人参　　　白术　　　陈皮

麦芽　　　山楂　　　枳实

健脾丸

散结，陈皮、半夏健脾化痰。此内伤而气未病者，故但以和平之品消而化之，不必攻补也。

健脾丸

（《证治准绳》）健脾消食

健脾参术与陈皮，
枳实山楂麦蘖随；
曲糊作丸米饮下，
消补兼行胃弱宜；
枳术丸亦消兼补，
荷叶烧饭上升奇。

参苓白术散

（《太平惠民和剂局方》）健脾益气

参苓白术扁豆陈，
山药甘莲砂薏仁；
桔梗上浮兼保肺，
枣汤调服益脾神。

人参、茯苓、白术（土炒）、陈皮、山药、甘草各二斤，白扁豆一斤半，莲子、砂仁、薏苡仁、桔梗各一斤，共为末，每服二钱，大枣汤或米饮

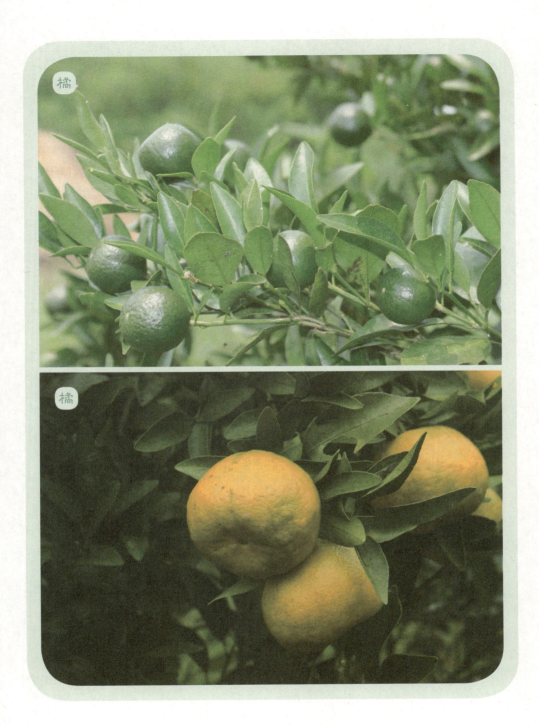

汤头歌诀 彩图版

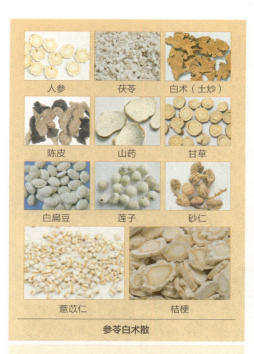

人参　茯苓　白术（土炒）

陈皮　山药　甘草

白扁豆　莲子　砂仁

薏苡仁　桔梗

参苓白术散

调下。人参、茯苓、白术、陈皮、山药、薏苡仁等药利气强脾，桔梗载药上行，恐燥上僭。

枳实消痞丸

（《兰室秘藏》）消痞除满

> 枳实消痞四君全，
> 麦芽夏曲朴姜连，
> 蒸饼糊丸消积满，
> 清热破结补虚痞。

枳实、黄连各五钱，半夏曲、人参各三钱，白术（土炒）、甘草、麦芽、

茯苓各二钱，干生姜一钱，厚朴四钱。黄连、枳实治痞君药，麦芽、半夏、干生姜、厚朴温胃散满，人参、白术、茯苓、甘草燥湿补脾，使气足脾运，痞乃化也。

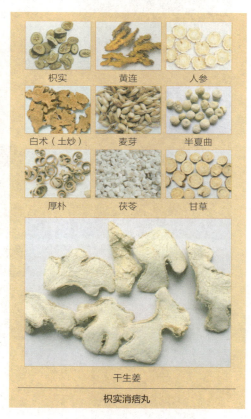

枳实　黄连　人参

白术（土炒）　麦芽　半夏曲

厚朴　茯苓　甘草

干生姜

枳实消痞丸

鳖甲饮子

（《济生方》）行气活血

> 鳖甲饮子治疟母，
> 甘草芪术芍芎偶，
> 草果槟榔厚朴增，

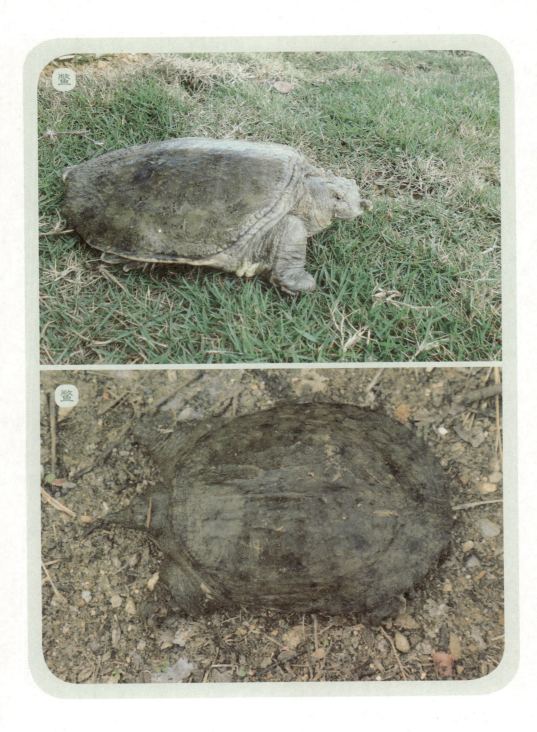

鳖

鳖

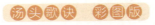
汤头歌诀 彩图版

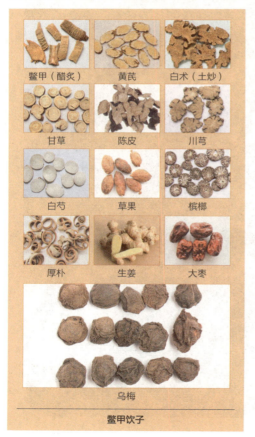

乌梅姜枣同煎服。

鳖甲（醋炙）、黄芪、白术（土炒）、甘草、陈皮、川芎、白芍、草果、槟榔、厚朴各等份，生姜三片，大枣二枚，乌梅少许煎。治疟母，久疟不愈，中有积癖。鳖甲属阴，入肝，退热散结为君，甘草、陈皮、黄芪、白术助阳补气，川芎、白芍养血和阴，草果温胃，槟榔破积，厚朴散满，甘草和中，乌梅酸敛，生姜、大枣和营卫。

鳖甲（醋炙）　黄芪　白术（土炒）
甘草　陈皮　川芎
白芍　草果　槟榔
厚朴　生姜　大枣
乌梅

鳖甲饮子

葛花解醒汤

（《兰室秘藏》）温中健脾

葛花解醒香砂仁，
二苓参术蔻青陈；
神曲干姜兼泽泻，
温中利湿酒伤珍。

葛花、砂仁、豆蔻各五钱，木香、茯苓、猪苓、人参、陈皮各一钱五分，青皮三钱，白术（炒）、神曲（炒）、干生姜、泽泻各二钱。专治酒积及吐泻痞塞，砂仁、豆蔻、神曲皆能解酒，青皮、木香、干生姜行气温中，葛花引湿热从肌肉出，猪苓、泽泻引湿热从小便出，益以人参、白术固其中气也。

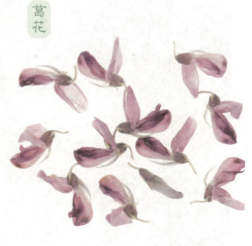

葛花

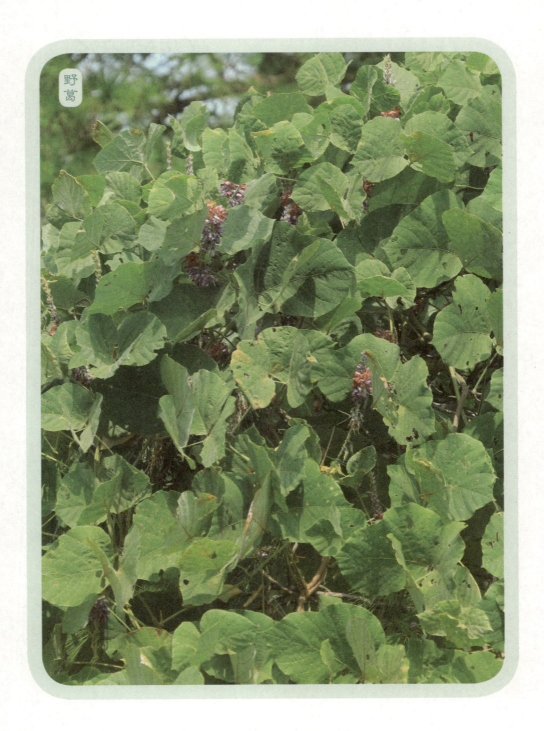

野葛

八、理气之剂

（十一首，附方七）

补中益气汤

（《内外伤辨惑论》）补中益气

> 补中益气芪术陈，
> 升柴参草当归身；
> 虚劳内伤功独擅，
> 亦治阳虚外感因。
> 木香苍术易归术，
> 调中益气畅脾神。

黄芪半钱，人参、甘草（炙）各一钱，白术、陈皮、当归各五分，升麻、柴胡各三分，加生姜、大枣煎。表虚者，升麻用蜜水炒用。

虚人感冒不任发散者，此方可以代之，或加辛散药。

除当归、白术，加木香、苍术，名调中益气汤。前方加白芍、五味子，发中有收，亦名调中益气汤。俱李东垣方。

升、柴味薄性阳，能引脾胃清气行于阳道，以资春气之和；又引参、芪、甘草上行，充实腠理，使卫外为固。凡补脾胃之药，多以升阳补气名之者，此也。（李东垣）

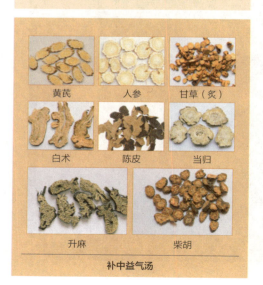

黄芪　　人参　　甘草（炙）

白术　　陈皮　　当归

升麻　　柴胡

补中益气汤

乌药顺气汤

（《济生方》）祛风化痰

> 乌药顺气芎芷姜，
> 橘红枳桔及麻黄；
> 僵蚕炙草姜煎服，
> 中气厥逆此方详。

乌药、橘红各二钱，川芎、白芷、枳壳、桔梗、麻黄各一钱，僵蚕（去

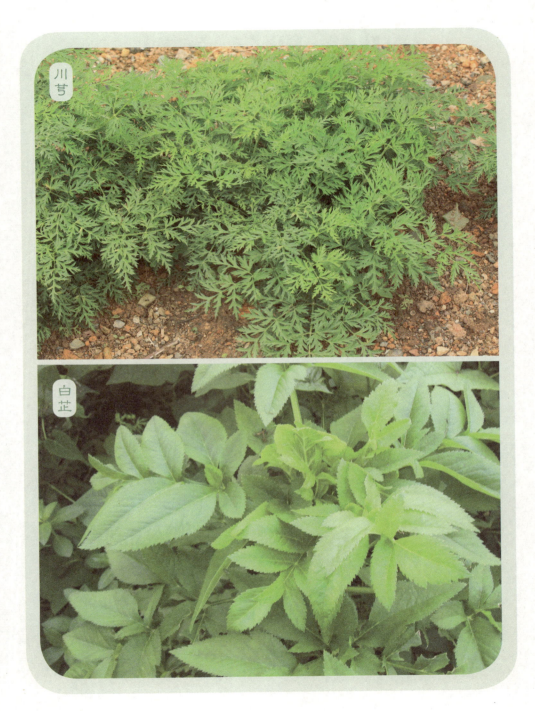

川芎

白芷

汤头歌诀·彩图版

丝、嘴，炒）、炮生姜、甘草（炙）各五分，加生姜、大枣煎。麻黄、桔梗、川芎、白芷发汗散寒以顺表气，乌药、生姜、陈皮、枳壳行气祛痰以顺里气，加僵蚕清化消风、甘草协和诸药。古云：气顺则风散。风邪卒中当先治标也。

厥逆痰塞，口噤，脉伏，身温为中风，身冷为中气。中风多痰涎，中气无痰涎，以此为辨。

中气之证不可作中风治。（徐学士）
中风证多夹中气。（喻嘉言）

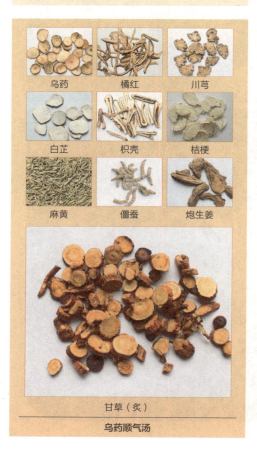

乌药　橘红　川芎
白芷　枳壳　桔梗
麻黄　僵蚕　炮生姜
甘草（炙）

乌药顺气汤

越鞠丸

（《丹溪心法》）行气解郁

越鞠丸治六般郁，
气血痰火湿食因；
芎苍香附兼栀曲，
气畅郁舒痛闷伸；
又六郁汤苍芎附，
甘苓橘半栀砂仁。

香附、川芎、苍术、神曲、栀子各等份。

气、血、痰、火、湿、食，此六郁也。

香附开气郁，苍术燥湿郁，川芎调血郁，栀子清火郁，神曲消食郁，各等份，曲糊为丸。又湿郁加茯苓、白芷，火郁加青黛，痰郁加半夏、栝楼、海石，血郁加桃仁、红花，气郁加木香、

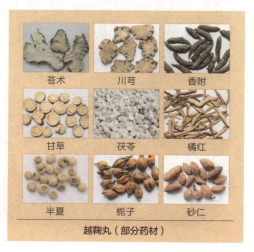

苍术　川芎　香附
甘草　茯苓　橘红
半夏　栀子　砂仁

越鞠丸（部分药材）

八、理气之剂

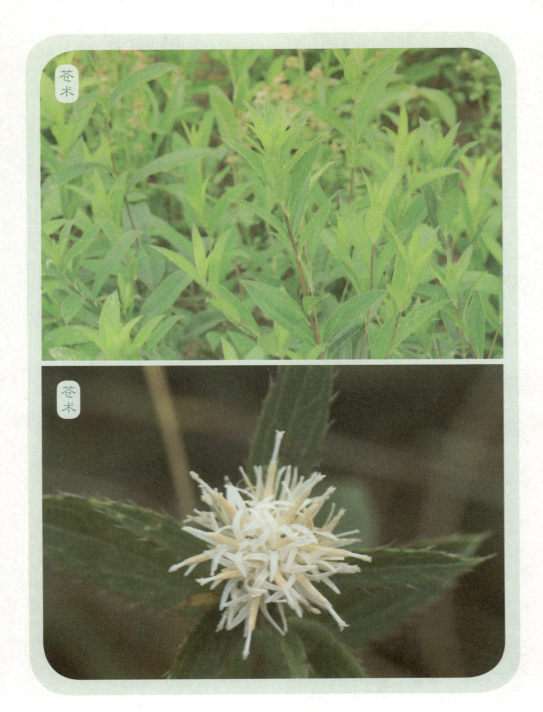

苍术

苍术

槟榔，食郁加麦芽、山楂，夹寒加吴茱萸。（吴鹤皋）

苍术、川芎、香附、甘草、茯苓、橘红、半夏、栀子、砂仁，此前方加味兼治痰郁，看六郁中之重者为君，余药听加减用之。

加沉香。紫苏子、前胡、橘红、半夏降气行痰，气行则痰行也。数药兼能发表，加当归和血，甘草缓中，下虚上盛，故又用官桂引火归原。如气虚者，亦有加人参、五味者。

苏子降气汤

（《太平惠民和剂局方》）降气平喘

苏子降气橘半归，
前胡桂朴草姜依；
下虚上盛痰嗽喘，
亦有加参贵合机。

紫苏子、橘红、半夏、当归、前胡、厚朴（生姜汁炒）各一钱，肉桂、炙甘草各五分，加生姜煎。一方无桂，

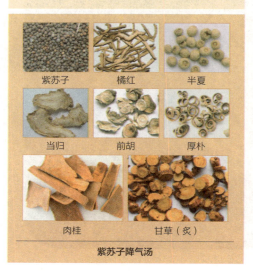

紫苏子　　橘红　　半夏

当归　　前胡　　厚朴

肉桂　　甘草（炙）

紫苏子降气汤

四七汤

（《三因极一病证方论》）降逆化痰

四七汤理七情气，
半夏厚朴茯苓苏；
姜枣煎之舒郁结，
痰涎呕痛尽能舒；
又有《局方》名四七，
参桂夏草妙更殊。

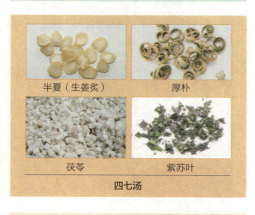

半夏（生姜炙）　　厚朴

茯苓　　紫苏叶

四七汤

七气，寒、热、喜、怒、忧、愁、恚也。

半夏（生姜炙）五钱，厚朴（生姜汁炒）三钱，茯苓四钱，紫苏叶二钱。

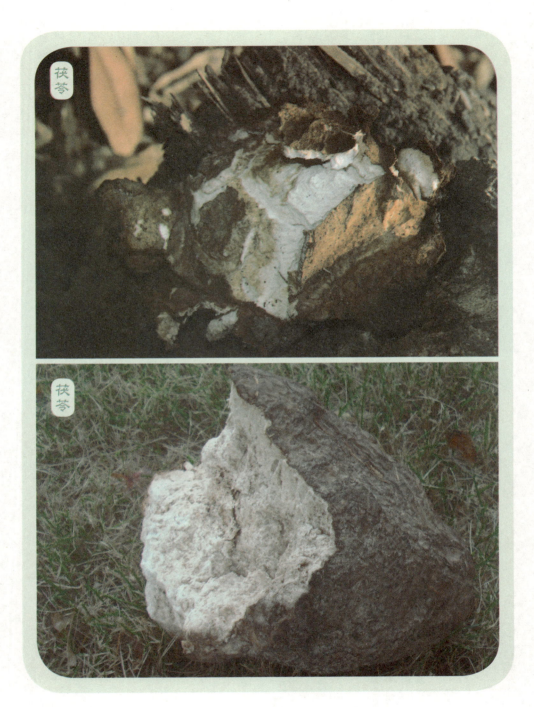

汤头歌诀 彩图版

郁虽由乎气，亦多夹湿、夹痰，故以半夏、厚朴除痰散滞，茯苓、紫苏叶利湿宽中，湿去痰行，郁自除矣。

又有《局方》四七汤，人参、官桂、半夏各一钱，甘草五分，加生姜煎。人参补气，官桂平肝，半夏（生姜炙）祛痰，甘草和中，并不用利气之药，汤名四七者，以四味治人之七情也。

人参、乌药、槟榔、沉香各等份。气逆故以乌药、槟榔降而顺之，加参者，恐伤其气也。

白酒磨服治暴怒，猝死，名气厥。

代赭旋覆汤

（《伤寒论》）益气和胃

代赭旋覆用人参，
半夏甘姜大枣临；
重以镇逆咸软痞，
痞硬噫气力能禁。

代赭石一两，人参二两，旋覆花、甘草各三两，半夏半升，生姜五两，大枣十二枚。旋覆花之咸以软坚，代赭石之重以镇逆，生姜、半夏之辛以散虚痞，人参、甘草、大枣之甘以补胃弱。

四磨汤

（《济生方》）行气疏肝

四磨亦治七情侵，
人参乌药及槟沉；
浓磨煎服调逆气，
实者枳壳易人参；
去参加入木香枳，
五磨饮子白酒斟。

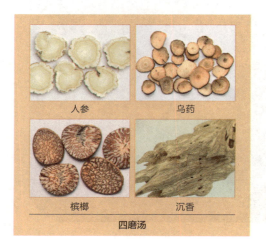

人参　乌药

槟榔　沉香

四磨汤

正气天香散

（《心印绀珠经》）行气解郁

绀珠正气天香散，
香附干姜苏叶陈；
乌药舒郁兼除痛，
气行血行自经匀。

香附八钱，乌药二钱，陈皮、紫苏叶各一钱，干生姜五分，每服五六钱。

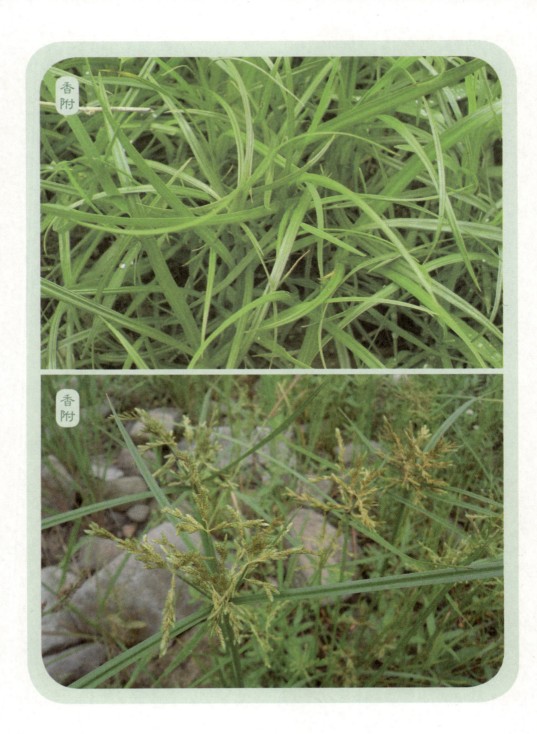

香附

香附

汤头歌诀 彩图版

乌药、陈皮入气分而理气，陈皮、紫苏叶入血分而利气，干生姜兼入气血，用辛温以顺气平肝，气行则血行，经自调而痛自止矣。

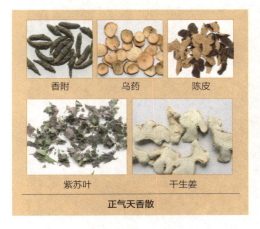

香附　乌药　陈皮

紫苏叶　干生姜

正气天香散

橘皮竹茹汤

（《伤寒论》）降逆止呃

橘皮竹茹治呕呃，
参甘半夏枇杷麦；
赤茯再加姜枣煎，

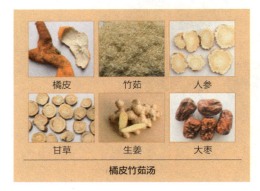

橘皮　竹茹　人参

甘草　生姜　大枣

橘皮竹茹汤

方由《金匮》此加辟。

《金匮要略》：橘皮、竹茹各二两，人参一两，甘草五分，生姜半斤，大枣三十枚，名橘皮竹茹汤，治哕逆（即呃逆也）。后人加半夏、麦冬、赤茯苓、枇杷叶。呃逆由胃火上冲，肝胆之火助之，肺金之气不得下降也。竹茹、枇杷叶清肺和胃而降气，肺金清则肝木自平矣；二陈降痰逆，赤茯泻心火，生姜呕家圣药；久病虚羸，故以参、甘、大枣扶其胃气。

丁香柿蒂汤

（《济生方》）温中降逆

丁香柿蒂人参姜，
呃逆因寒中气戕；
《济生》香蒂仅二味，
或加竹橘用皆良。

丁香、柿蒂各二钱，人参一钱，生姜五片。

《济生方》丁香、柿蒂仅二味，亦名丁香柿蒂汤，加生姜煎。古方单用柿蒂取其苦温降气，《济生方》加丁香、生姜，取其开郁散痰。加人参者，扶其胃气也。

加竹茹、橘红，名丁香柿蒂竹茹汤。

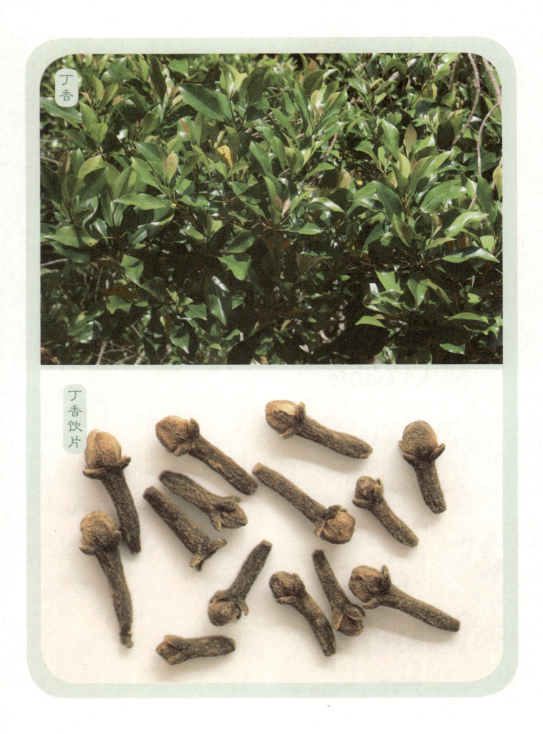

丁香

丁香饮片

汤头歌诀 彩图版

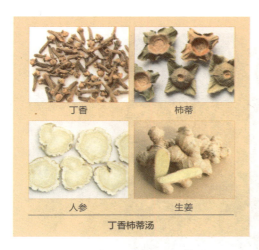

丁香　　　　　柿蒂

人参　　　　　生姜

丁香柿蒂汤

定喘汤

（《摄生众妙方》）化痰平喘

定喘白果与麻黄，
款冬半夏白皮汤；
苏杏黄芩兼甘草，
肺寒膈热喘哮尝。

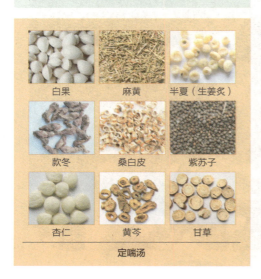

白果　　　麻黄　　　半夏（生姜炙）

款冬　　　桑白皮　　　紫苏子

杏仁　　　黄芩　　　甘草

定喘汤

　　白果三十枚，麻黄、半夏（生姜炙）、款冬各三钱，桑白皮、紫苏子各二钱，杏仁、黄芩各半钱，甘草一钱，加生姜煎。麻黄、杏仁、桑白皮、甘草散表寒而清肺气，款冬温润，白果收涩定喘而清金，黄芩清热，紫苏子降气，半夏燥痰，共成散寒疏壅之功。

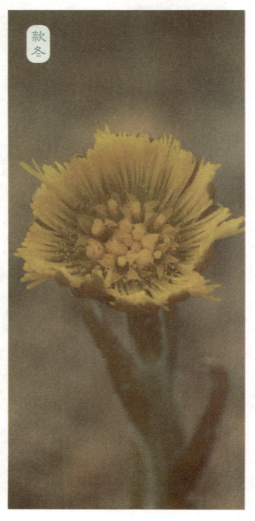

款冬

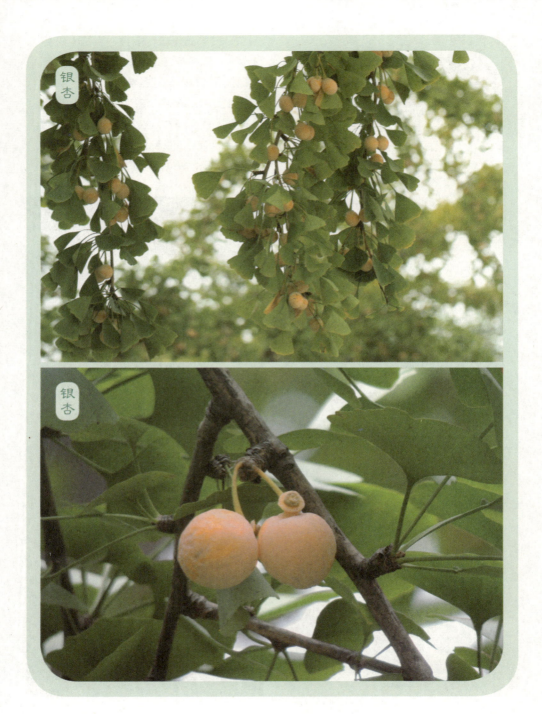

银杏

银杏

汤头歌诀·彩图版

九、理血之剂

(十三首，附方七)

四物汤

(《太平惠民和剂局方》) 补血调血

四物地芍与归芎，
血家百病此方通；
八珍合入四君子，
气血双疗功独崇；
再加黄芪与肉桂，
十全大补补方雄；
十全除却芪地草，
加粟煎之名胃风。

当归、生地黄各三钱，白芍二钱，川芎半钱。当归辛苦甘温，入心脾主血

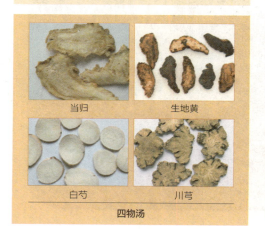

当归　　　　　生地黄

白芍　　　　　川芎

四物汤

为君；生地黄甘寒，入心肾滋血为臣；芍药酸寒，入肝脾敛阴为佐；川芎辛温，通行血中之气为使。是为四物汤。此方加四君（人参、白术、茯苓、甘草），即八珍汤，气血双疗（四君补气，四物补血）。八珍汤加黄芪助阳固卫，加肉桂引火归原，即十全大补汤（补方之首）。十全大补汤除生地黄、黄芪、甘草，加粟米百粒煎之，名胃风汤。张元素治风客肠胃，飧泄完谷及瘕疝牙闭。

人参养荣汤

(《太平惠民和剂局方》) 益气补血

人参养荣即十全，
除却川芎五味联；
陈皮远志加姜枣，
脾肺气血补方先。

即十全大补汤（组成详见四物汤）除川芎，加五味子、陈皮、远志。
气血两虚，变生诸证，不问脉病，但服此汤，诸证悉退。（薛立斋）

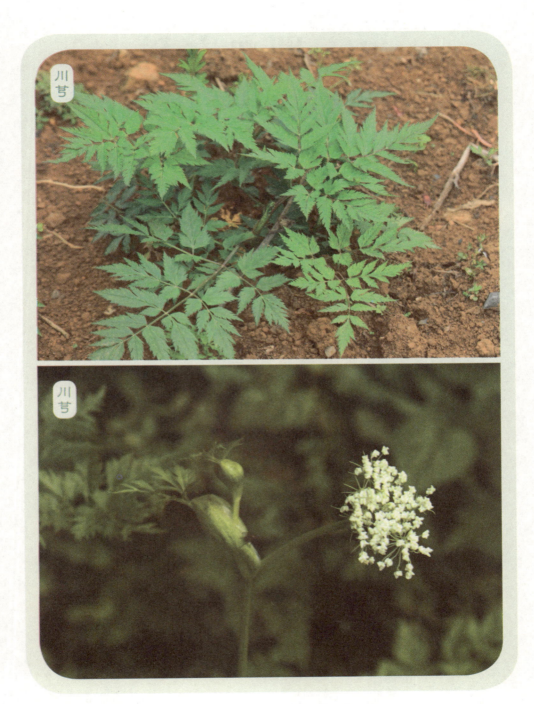

川芎

川芎

归脾汤

（《济生方》）益气补血

归脾汤用术参芪，
归草茯神远志随；
酸枣木香龙眼肉，
煎加姜枣益心脾；
怔忡健忘俱可却，
肠风崩漏总能医。

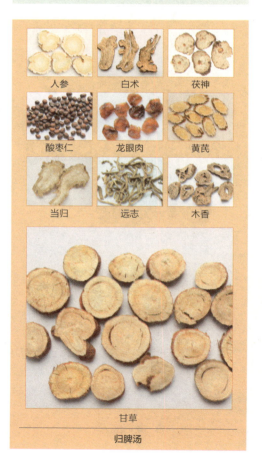

人参　白术　茯神

酸枣仁　龙眼肉　黄芪

当归　远志　木香

甘草

归脾汤

人参、白术、茯神、酸枣仁、龙眼肉各二钱，黄芪半钱，当归、远志各一钱，木香、甘草各八分。血不归脾则妄行，人参、黄芪、甘草、白术之甘温以补脾，远志、茯苓、酸枣仁、龙眼之甘温酸苦以补心，当归养血，木香调气，气壮则自能摄血矣。

当归四逆汤

（《伤寒论》）养血复脉

当归四逆桂枝芍，
细辛甘草木通着；
再加大枣治阴厥，
脉细阳虚由血弱；
内有久寒加姜萸，
发表温中通脉络，
不用附子及干姜，
助阳过剂阴反灼。

当归、桂枝、芍药、细辛各二两，甘草、木通各二两，大枣二十五枚。

桂枝散表风，吴茱萸、生姜、细辛温经，当归、木通通经复脉。

生姜附四逆在于回阳，当归四逆在于益血复脉。故虽内有久寒，只加生姜、吴茱萸，不用干生姜、附子，恐反灼其阴也。

通脉者，必先入心补血，当归之苦以助心血；心苦缓，急食酸以收之，芍

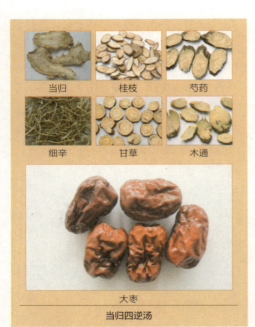

当归　桂枝　芍药

细辛　甘草　木通

大枣

当归四逆汤

黄芪、茯苓、茯神、川芎、当归、半夏曲各一两，甘草一钱，人参、柏子仁、肉桂、五味子、远志、酸枣仁各二钱半，每服五钱。人参、黄芪补心气，川芎、当归养心血，二茯、柏子仁、远志泄心热而宁心神，五味子、酸枣仁收心气之散越，半夏去扰心之痰涎，甘草培土以培心子，赤桂引药以达心经。

药之酸以收心气；肝苦急，急食甘以缓之，甘草、大枣、木通以缓阴血。（成无己）

　　素有久寒者，加吴茱萸二升、生姜半斤（酒煎），名四逆加吴茱萸生姜汤。（张仲景）

养心汤

（《仁斋直指方》）补血养心

养心汤用草芪参，
二茯芎归柏子寻；
夏曲远志兼桂味，
再加酸枣总宁心。

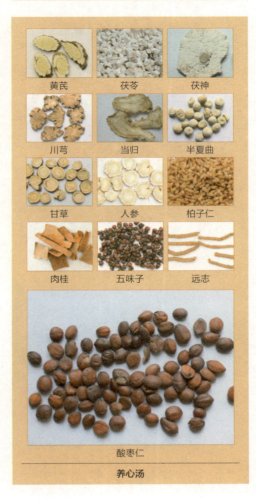

黄芪　茯苓　茯神

川芎　当归　半夏曲

甘草　人参　柏子仁

肉桂　五味子　远志

酸枣仁

养心汤

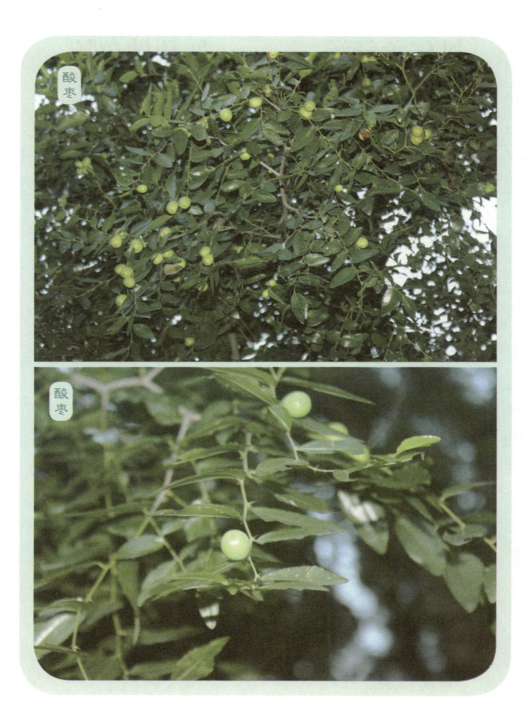

酸枣

酸枣

桃仁承气汤

（《伤寒论》）破血下瘀

桃仁承气五般奇，
甘草硝黄并桂枝；
热结膀胱小腹胀，
如狂蓄血最相宜。

桃仁五十枚（去皮、尖，研），大黄四两，芒硝、桂枝、甘草各二两。芒硝、大黄、甘草调胃承气也；热甚搏血，故加桃仁润燥缓肝；表证未除，故加桂枝调经解表。

小腹胀而小便自利，知为蓄血，下焦蓄血发热，故如狂。

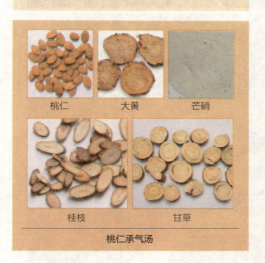

桃仁　　大黄　　芒硝

桂枝　　甘草

桃仁承气汤

犀角地黄汤

（《备急千金要方》）清热解毒

犀角※地黄芍药丹，
血升胃热火邪干；
斑黄阳毒皆堪治，
或益柴芩总伐肝。

生地黄半两，白芍一两，牡丹皮、犀角二钱半，每服五钱。

犀角大寒，解胃热而清心火；芍药酸寒，和阴血而散肝火；牡丹皮苦寒，散血中之伏火；生地黄大寒，凉血而滋水，以其平诸药之僭逆也。

因怒致血者，加柴胡、黄芩。

咳血方

（《丹溪心法》）化痰止咳

咳血方中诃子收，
栝楼海石山栀投；
青黛蜜丸口噙化，
咳嗽痰血服之瘳。

诃子（煨，取肉）、栝楼仁（去

※注：犀角今用水牛角代。

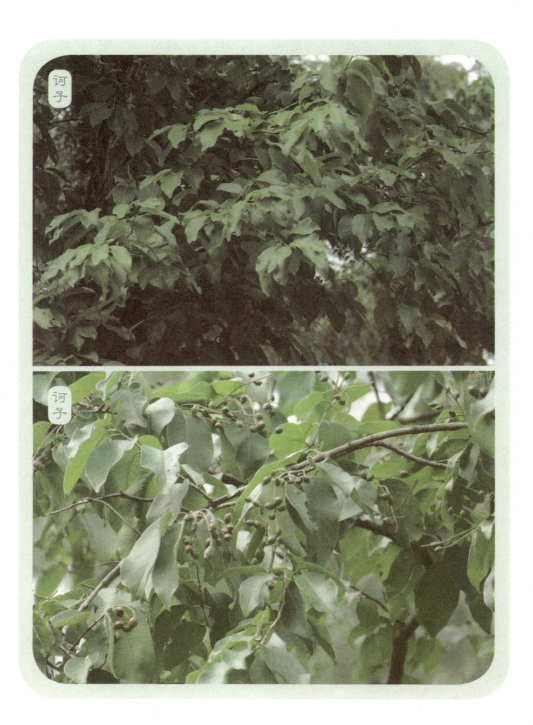

诃子

诃子

油）、海石（去砂）、栀子（炒黑）、青黛（水飞）各等份，蜜丸。嗽甚加杏仁。青黛清泻肝火，栀子清肺凉心，栝楼润燥滑痰，海石软坚止嗽，诃子敛肺定喘。不用血药者，火退而血自止也。

秦艽白术丸

（《兰室秘藏》）润肠通便

东垣秦艽白术丸，
归尾桃仁枳实攒；
地榆泽泻皂角子，
糊丸血痔便艰难；
仍有苍术防风剂，
润血疏风燥湿安。

大肠燥结，故便难。秦艽、白术、

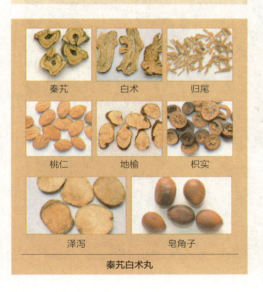

秦艽	白术	归尾
桃仁	地榆	枳实
泽泻		皂角子

秦艽白术丸

归尾（酒洗）、桃仁（研）、地榆一两，枳实（麸炒）、泽泻、皂角子（烧存性）各五钱，糊丸。归尾、桃仁以活血，秦艽、皂子以润燥，枳实泄胃热，泽泻泻湿邪，地榆以破血止血，白术以燥湿益气。

本方除白术、归尾、地榆，加苍术、防风、大黄、黄柏、槟榔，名秦艽苍术汤。除枳实、皂角、地榆，加防风、升麻、柴胡、陈皮、甘草（炙）、黄柏、大黄、红花，名秦艽除风汤。

槐花散

（《普济本事方》）清肠止血

槐花散用治肠风，
侧柏黑荆枳壳充；
为末等份米饮下，
宽肠凉血逐风功。

槐花、侧柏叶、荆芥穗（炒黑）、枳壳各等份，共研为细末，米汤调服。槐花、柏叶凉血，枳实宽肠，荆芥理血疏风。

小蓟子饮

（《济生方》）利尿通淋

小蓟饮子藕蒲黄，

汤头歌诀·彩图版

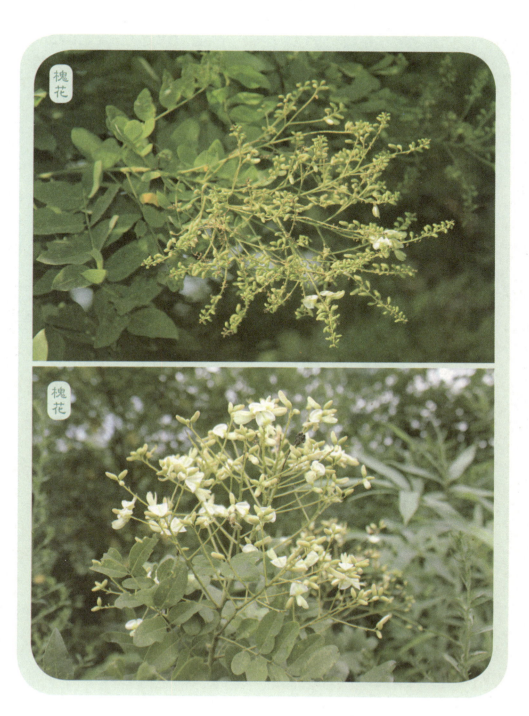

槐花

槐花

小蓟半两，藕节半两，生地黄四两，蒲黄半两，木通半两，栀子半两，竹叶半两，滑石半两，当归半两，甘草半两。水煎至八分，去渣空心服。

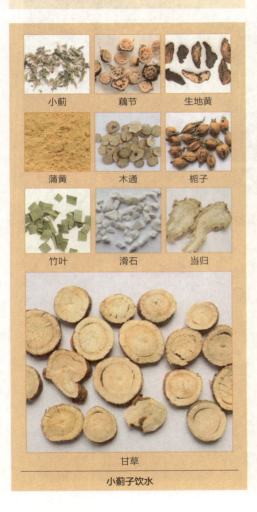

小蓟　藕节　生地黄

蒲黄　木通　栀子

竹叶　滑石　当归

甘草

小蓟子饮水

小蓟、藕节散瘀血，生地黄凉血，蒲黄止血，木通泻心火达小肠，栀子散郁火出膀胱，竹叶清肺凉心，滑石泄热利窍，当归引血归经，甘草和中调气。

四生丸

（《济生方》）凉血止血

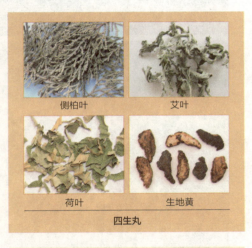

侧柏叶　艾叶

荷叶　生地黄

四生丸

侧柏叶、艾叶、荷叶、生地黄各等份，捣烂为丸。

侧柏、生地黄补阴凉血，荷叶散瘀血、留好血，艾叶生者性温，理气止血。

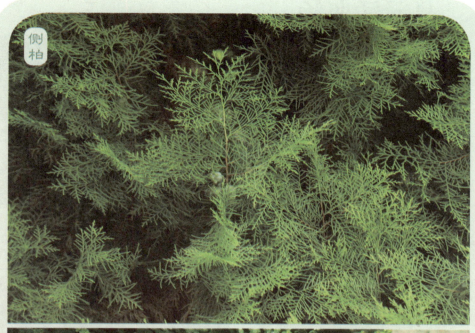

侧柏

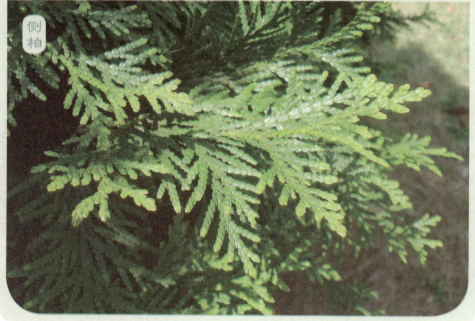

侧柏

复元活血汤

（《医学发明》）活血祛瘀

> 复元活血汤柴胡，
> 花粉当归山甲俱；
> 桃仁红花大黄草，
> 损伤瘀血酒煎祛。

花、山甲、花粉破血润血。

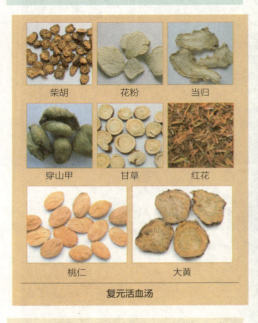

柴胡　花粉　当归
穿山甲　甘草　红花
桃仁　大黄

复元活血汤

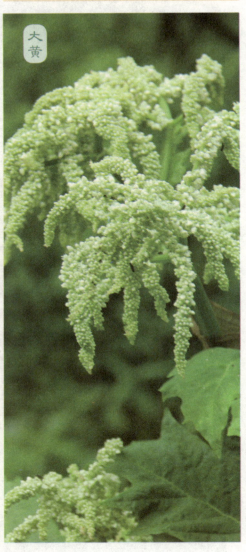

大黄

柴胡五钱，花粉、当归、穿山甲※（炮）、甘草、红花各三钱，桃仁五十枚（去皮、尖、研），大黄一两，每服一两，酒煎。血积必于两胁，属肝胆经，故以柴胡引用为君，以当归活血脉，以甘草缓其急，以大黄、桃仁、红

※注：穿山甲用活血化瘀类药物代替。

汤头歌诀　彩图版

十、祛风之剂

（十二首，附方四）

小续命汤

（《备急千金要方》）祛风散寒

小续命汤桂附芎，
麻黄参芍杏防风；
黄芩防己兼甘草，
六经风中此方通。

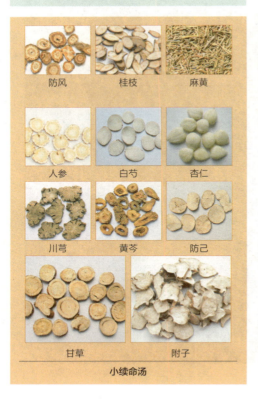

防风　　桂枝　　麻黄

人参　　白芍　　杏仁

川芎　　黄芩　　防己

甘草　　　　附子

小续命汤

防风一钱二分，桂枝、麻黄、人参、白芍、杏仁、川芎、黄芩、防己、甘草各八分，附子四分，生姜、大枣煎。通治六经中风，喎斜不遂，语言謇涩，及刚、柔二痉，亦治厥阴风湿。麻黄、杏仁，麻黄汤也，治寒；桂枝、芍药，桂枝汤也，治风；人参、甘草补气，川芎、芍药养血，防风治风淫，防己治湿淫，附子治寒淫，黄芩治热淫，故为治风套剂。

此方无分经络，不辨寒热虚实，虽多亦奚以为。（刘宗厚）

按　此方今人罕用，然古今风方，多从此方损益为治。

大秦艽汤

（《病疬机要》）活血降火

大秦艽汤羌活防，
芎芷辛芩二地黄；
石膏归芍苓甘术，
风邪散见可通尝。

秦艽、石膏各三两，羌活、独活、

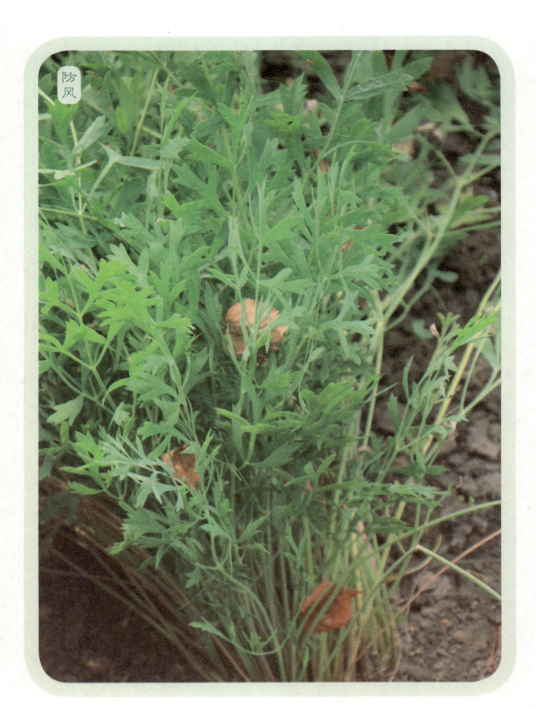

防风

汤头歌诀 彩图版

防风、川芎、白芷、黄芩（酒炒）、生地黄（酒洗）、熟地黄、当归（酒洗）、芍药（酒炒）、茯苓、甘草（炙）、白术（土炒）各一两，细辛五钱，每服一两。治中风，风邪散见不拘一经者。

刘宗厚：秦艽汤、愈风汤，虽有补血之药，而行经散风之剂居其大半，将何以养血而益筋骨也？

按 治风有三法，解表攻里行中道也。初中必夹外感，故用风药解表散寒，而用血药、气药调里活血降火也。

三生饮

（《太平惠民和剂局方》）散风除痰

三生饮用乌附星，
三生皆用木香听；
加参对半扶元气，
卒中痰迷服此灵；
星香散亦治卒中，
体肥不渴邪在经。

生南星一两，生川乌、附子各五钱，木香二钱。每服一两，加参一两。

生川乌、附子燥热，行经逐寒，生南星辛烈，除痰散风，重用人参以扶元气，少佐木香以行逆气。

《医贯》：此行经散痰之剂，斩关擒王之将，宜急用之。

凡中风口闭为心绝，手撒为脾绝，眼合为肝绝，遗尿为肾绝，鼻鼾为肺绝；吐沫直视，发直头摇，面赤如朱，汗缀如珠者，皆不治。若服此汤，间有生者。中脏、中腑者重，中经者稍轻。胆星八钱，散痰；木香二钱，行气。为末服。易煎方加生姜煎服，名星香散。

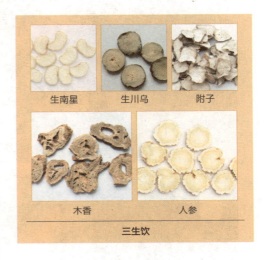

生南星　　生川乌　　附子

木香　　　　人参

三生饮

地黄饮子

（《素问病机气宜保命集》）滋阴补肾

地黄饮子山茱斛，
麦味菖蒲远志茯；
苁蓉桂附巴戟天，
少入薄荷姜枣服；
瘖厥风痱能治之，
火归水中水生木。

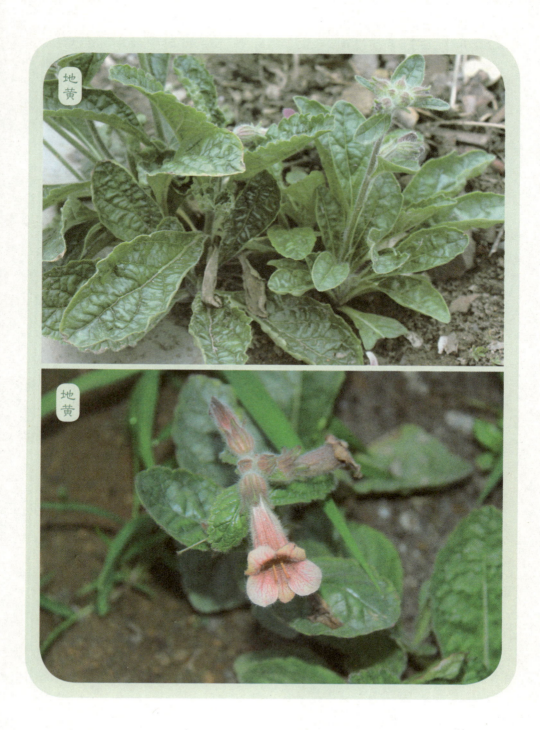

地黄

地黄

汤头歌诀 彩图版

熟地黄、山萸肉、石斛、麦冬、五味子、石菖蒲、远志、茯苓、肉苁蓉、官桂、附子（炮）、巴戟天各等份，每服五钱，加薄荷少许煎。

熟地黄用滋根本之阴，官桂、附子、肉苁蓉、巴戟天以返真元之火，山萸肉、石斛平胃温肝，远志、茯苓、石菖蒲补心通肾，麦冬、五味子保肺以滋水源，水火既交，风火自息矣。

口噤身疼为痓厥，四肢不收为风痱。

刘完素：中风非外中之风，良由将息失宜，心火暴甚，肾水虚衰，不能制之，故卒倒无知也。治宜和脏腑、通经络，便是治风。

《医贯》：痰涎上涌者，水不归原也；面赤烦渴者，火不归原也。唯桂、

附能引火归原，火归水中则水能生木，木不生风而风自息矣。

独活汤

（《丹溪心法》）疏肝散邪

独活汤中羌独防，
芎归辛桂参夏菖；
茯神远志白薇草，
瘛疭昏聩力能匡。

羌活、独活、防风、当归、川芎、细辛、桂心、人参、半夏、石菖蒲、茯神、远志、白薇各五钱，甘草（炙）二钱半，每服一两，加生姜、大枣煎。肝属风而主筋，故瘛疭为肝邪。二活、防风治风，辛、桂温经，半夏除痰，芎、归和血，血活则风散也，肝移热于心则昏聩，人参补心气，石菖蒲开心窍，茯神、远志安心，白薇退热止风，风静火息，血活神宁，瘛疭自已矣。

顺风匀气散

（《奇效良方》）顺风匀气

顺风匀气术乌沉，
白芷天麻苏叶参；
木瓜甘草青皮合，
㖞僻偏枯口舌喑。

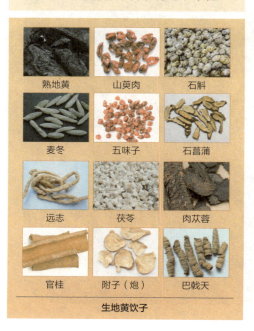

熟地黄　山萸肉　石斛
麦冬　五味子　石菖蒲
远志　茯苓　肉苁蓉
官桂　附子（炮）　巴戟天

生地黄饮子

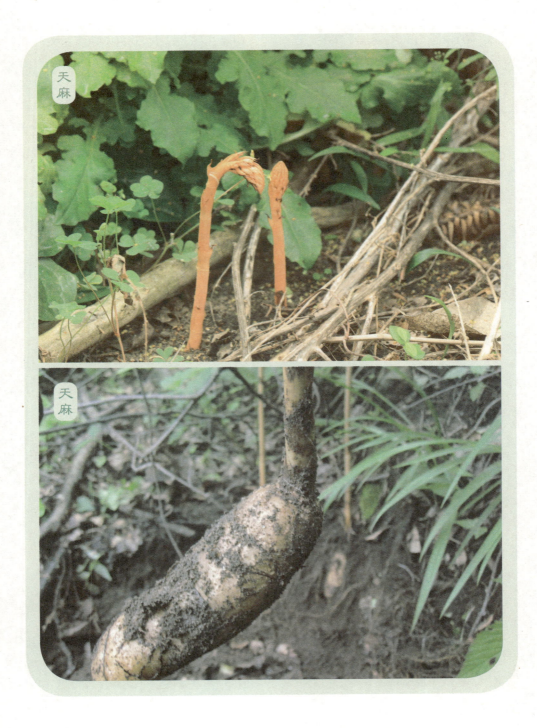

天麻

天麻

汤头歌诀 彩图版

白术二钱，乌药半钱，天麻、人参各五分，紫苏叶、白芷、木瓜、青皮、甘草、沉香各三分，加生姜煎。治口眼歪斜，偏枯不遂，皆由宗气不能周于一身。天麻、紫苏叶、白芷以疏风气，乌药、青皮、沉香以行滞气，人参、白术、甘草以补正气，气匀则风顺矣，木瓜伸筋，能于土中泻木。

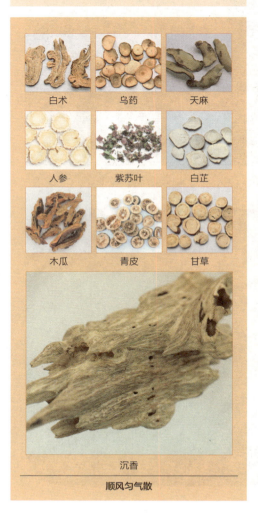

白术　　乌药　　天麻

人参　　紫苏叶　　白芷

木瓜　　青皮　　甘草

沉香

顺风匀气散

上中下通用痛风汤

（《丹溪心法》）活血止痛

黄柏苍术天南星，
桂枝防己及威灵，
桃仁红花龙胆草，
羌芷川芎神曲停，
痛风湿热与痰血，
上中下通用之听。

黄柏（酒炒）、苍术（泔浸）、南星（生姜炙）各二两半，防己、桃仁（去皮、尖）、胆草、白芷、川芎、神曲（炒）各一两，桂枝、威灵仙、红花、羌活各二钱半，曲糊丸，名上中下通用痛风方。

朱丹溪：黄柏清热，苍术燥湿，龙胆（下行）泻火，防己（下行）利水，四者治湿与热；桃仁、红花活血化瘀，川芎（上下行）血中气药，南星散风燥痰，四者治血与痰；羌活（上行）去百节风，白芷（上行）去头面风，桂枝（横行）、威灵仙（上下行）去臂胫风，四者所以治风；加神曲者，消中焦陈积之气也，证不兼者，加减为治。

独活寄生汤

（《备急千金要方》）祛风止痛

独活寄生艽防辛，

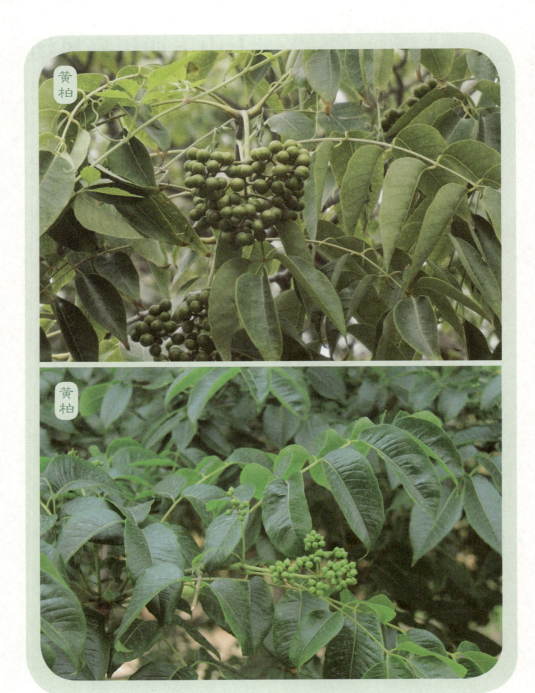

黄柏

黄柏

芎归地芍桂苓均，
杜仲牛膝人参草，
冷风顽痹屈能伸，
若去人参加芪续，
汤名三痹古方珍。

独活、桑寄生、秦艽、防风、细辛、川芎、当归、白芍、熟地黄、桂心、茯苓、杜仲、牛膝、人参、甘草各等份，每服四钱。去人参，加黄芪、续断，名三痹汤，治风、寒、湿三痹。

喻嘉言：此方用人参、黄芪、四物一派补药，加秦艽、防风胜风湿，桂心

胜寒，细辛、独活通肾气，凡治三气袭虚成痹者，宜准诸此。

消风散

（《太平惠民和剂局方》）消风散热

消风散内羌防荆，
芎朴参苓陈草并；
僵蚕蝉蜕藿香入，
为末茶调或酒行；
头痛目昏项背急，
顽麻瘾疹服之清。

人参、茯苓、防风、川芎、羌活、僵蚕、蝉蜕、广藿香各二两，荆芥、厚

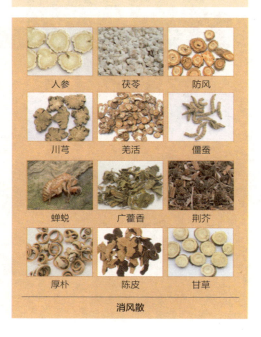

独活	桑寄生	秦艽
防风	细辛	川芎
当归	白芍	熟地黄
桂心	茯苓	杜仲
牛膝	人参	甘草

独活寄生汤

人参	茯苓	防风
川芎	羌活	僵蚕
蝉蜕	广藿香	荆芥
厚朴	陈皮	甘草

消风散

朴、陈皮、甘草各五钱，每服三钱，茶调下，疮癣酒下。羌活、防风、川芎、荆芥治头目项背之风，僵蚕、蝉蜕散咽膈皮肤之风，广藿香、厚朴去恶散满，人参、茯苓、甘草、桔梗辅正调中。

川芎茶调散

（《太平惠民和剂局方》）疏风止痛

川芎茶调散荆防，
辛芷薄荷甘草羌；
目昏鼻塞风攻上，
正偏头痛悉平康；

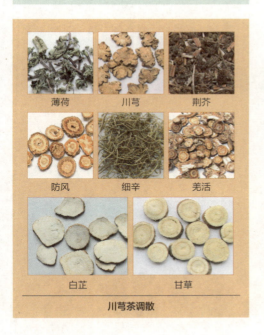

薄荷	川芎	荆芥
防风	细辛	羌活
白芷	甘草	

川芎茶调散

方内如加僵蚕菊，
菊花茶调用亦藏。

薄荷三钱，川芎、荆芥各四钱，防风半钱，细辛一钱，羌活、白芷、甘草各二钱，为末，每服三钱，茶调下。羌活治太阳头痛，白芷治阳明头痛，川芎治少阳、厥阴头痛，细辛治少阴头痛，防风为风药卒徒，薄荷、荆芥散风热而清头目，以风热上攻，宜于升散，巅顶之上，唯风药可到也，加甘草以缓中，加茶调以清降。菊花清头目，僵蚕去风痰。

青空膏

（《兰室秘藏》）祛风除湿

青空芎草柴芩连，
羌防升之入顶巅；
为末茶调如膏服，
正偏头痛一时蠲。

川芎五钱，甘草两半，柴胡七钱，黄芩、黄连、羌活、防风各一两，每服三钱。风热湿热上攻头脑则痛，头两旁属少阳，偏头痛属少阳相火。黄芩、黄连苦寒，以羌活、防风、川芎、柴胡升之，则能去湿热于高巅之上矣。

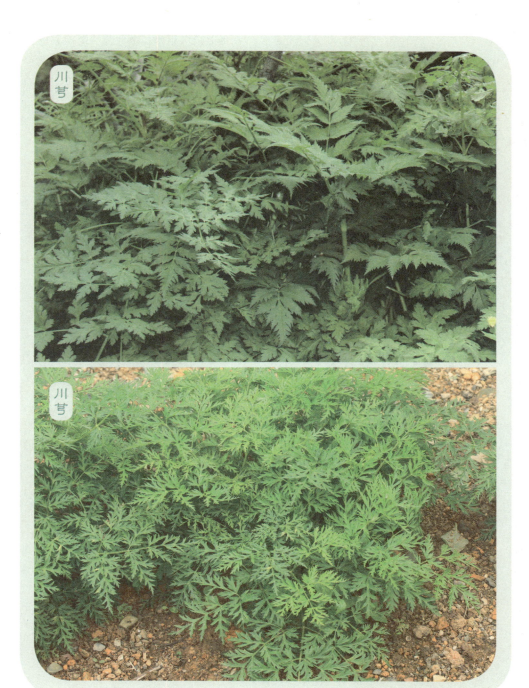

川芎

川芎

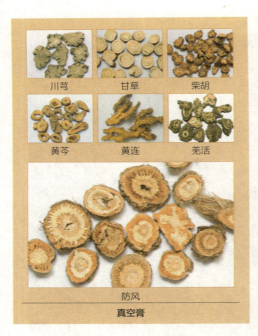

川芎　甘草　柴胡

黄芩　黄连　羌活

防风

真空膏

羊角以疏风平木，熟地黄、鳖甲以退热滋阴，川芎、当归、桂枝以止痛调经，人参、白术、甘草、酸枣仁以敛汗补虚，除烦进食。血脉空疏，乃感风邪，寒热盗汗，久渐成劳。

人参荆芥散

（《妇人良方》）补气养血

> 人参荆芥散熟地，
> 防风柴枳芎归比，
> 酸枣鳖羚桂术甘，
> 血风劳作风虚治。

人参、荆芥、熟地黄、柴胡、枳壳、酸枣仁、鳖甲、羚羊角[※]、白术各五分，防风、甘草、当归、川芎、桂心各三分，加生姜煎。防风、柴胡、羚

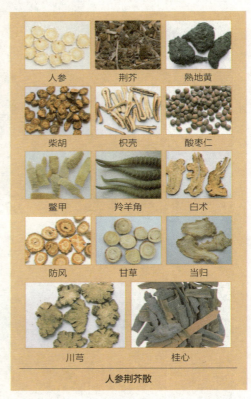

人参　荆芥　熟地黄

柴胡　枳壳　酸枣仁

鳖甲　羚羊角　白术

防风　甘草　当归

川芎　桂心

人参荆芥散

※注：羚羊角今用山羊角代。

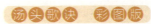

汤头歌诀　彩图版

十一、祛寒之剂

（十二首，附方二）

理中汤

（《伤寒论》）温中祛寒

理中汤主理中乡，
甘草人参术黑姜；
呕利腹痛阴寒盛，
或加附子总扶阳。

　　白术二两，人参、干生姜、甘草（炙）各一两。治太阴厥逆，自利不渴，脉沉无力。人参利气益脾为君，白术健脾燥湿为臣，甘草和中补土为佐，干生姜温胃散寒为使。加附子，名附子理中汤。

真武汤

（《伤寒论》）温阳利水

真武汤壮肾中阳，
茯苓术芍附生姜；
少阴腹痛有水气，
悸眩瞤惕保安康。

　　附子一枚（炮），白术二两，茯苓、白芍、生姜各三两。
　　茯苓、白术补土利水以疗悸眩，

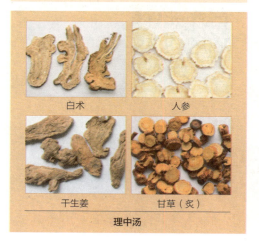

白术　　　　人参

干生姜　　　甘草（炙）

理中汤

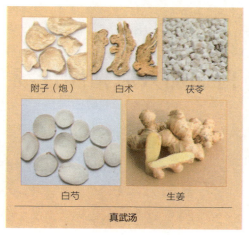

附子（炮）　　白术　　　茯苓

白芍　　　　生姜

真武汤

生姜、附子回阳益火以逐虚寒，芍药敛阴和营以止腹痛。中有水气，故心悸头眩；汗多亡阳，故肉𥅕筋惕。真武，北方水神，肾中火足，水乃归原。此方补肾之阳，壮火而利水，故名。

附子（炮）一枚，干生姜一两，葱白四茎，此白通汤也。葱白以通阳气，生姜、附以散阴寒，加人尿五合、猪胆汁一合。

阴寒内盛，格阳于外，故厥热无脉。纯与热药，则寒气格拒，不得达入，故于热剂中加尿汁，寒药以为引用，使得入阴而回阳也。

四逆汤

（《伤寒论》）回阳救逆

四逆汤中姜附草，
三阴厥逆太阳沉；
或益姜葱参芍桔，
通阳复脉力能任。

附子一枚（生用），干生姜一两，甘草（炙）二两，冷服。专治三阴厥逆，太阳初证脉沉亦用之。

面赤，格阳于上也，加葱白通阳，腹痛加白芍和阴，咽痛加桔梗，呕吐利止，脉不出加人参补气复脉，呕吐加生姜以散逆气。

吴茱萸汤

（《伤寒论》）降逆止咳

吴茱萸汤人参枣，
重用生姜温胃好；
阳明寒呕少阴利，
厥阴头痛皆能保。

吴茱萸一升，人参三两，生姜六

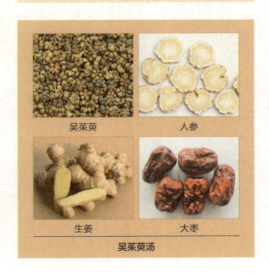

吴茱萸　　　　　人参

生姜　　　　　大枣

吴茱萸汤

白通加人尿猪胆汁汤

（《伤寒论》）破阴回阳

白通加尿猪胆汁，
干姜附子兼葱白；
热因寒用妙义深，
阴盛格阳厥无脉。

汤头歌诀　彩图版

两，大枣十二枚。生姜、吴茱萸、人参、大枣补土散寒，吴茱萸辛热能入厥阴，治肝气上逆而致呕利腹痛。太阳热呕忌用。

但饮水不入口，为外热内寒。此汤于生姜、附子加知母、黄连与白通加人尿、猪胆汁同义，乃热因寒药为引用也。

按 内热曰烦，为有根之火；外热曰躁，为无根之火。故但躁不烦及先躁后烦者，皆不治。

益元汤

（《活人书》）益阳逐寒

益元艾附与干姜，
麦味知连参草将；
姜枣葱煎入童便，
内寒外热名戴阳。

附子（炮）、艾叶、干生姜、麦冬、五味子、知母、黄连、人参、甘草各等份。艾叶辛热能回阳。此乃阴盛格阳之证。面赤身热，不烦而躁，

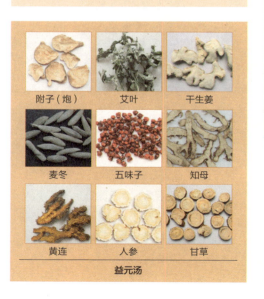

附子（炮）	艾叶	干生姜
麦冬	五味子	知母
黄连	人参	甘草

益元汤

回阳救急汤

（《伤寒六书》）益气助阳

回阳救急用六君，
桂附干姜五味群；
加麝三厘或胆汁，
三阴寒厥见奇勋。

回阳救急汤，即四逆汤。附子（炮）、干生姜、肉桂、人参各五分，白术、茯苓各一钱，半夏、陈皮各七分，甘草三分，五味九粒，生姜煎。

干生姜、肉桂、附子去其阴寒，六君温补助其阳气，五味子、人参以生其脉，加麝香者以通其窍，加胆汁者热因寒用也。

四神丸

（《内科摘要》）温补脾肾

四神故纸吴茱萸，

肉蔻五味四般须，
大枣百枚姜八两，
五更肾泻火衰扶。

补骨脂四两酒浸，吴茱萸一两盐水炒，肉豆蔻三两面裹，五味子三两生姜炒，生姜同煎，大枣烂即去生姜，捣大枣肉为丸，临卧盐汤下。若早服，不能敌一夜之阴寒也。

由肾命火衰不能生脾土，故五更将交阳分，阳虚不能键闭而泄泻，不可专责脾胃也。故纸辛温能补相火以通君火，火盛乃能生土，肉蔻暖胃固肠，吴茱萸燥脾去湿，五味子补肾涩精，生姜温中，大枣补土，亦以防水也。

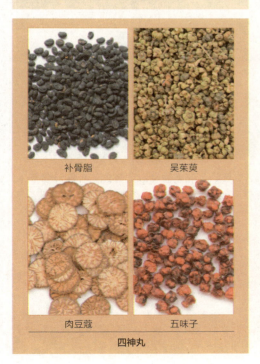

补骨脂　　　　吴茱萸

肉豆蔻　　　　五味子

四神丸

厚朴温中汤

（《内外伤辨惑论》）温中行气

厚朴温中陈草苓，
干姜草蔻木香停；
煎服加姜治腹痛，
虚寒胀满用皆灵。

厚朴、陈皮各一钱，甘草、茯苓、草豆蔻、木香各五分，干生姜三分，加生姜煎。干生姜、草豆蔻辛热以散其寒，陈皮、木香辛温以调其气，厚朴辛温以散满，茯苓甘淡以利湿，甘草甘平以和中，寒散气行，痛胀自已矣。

导气汤

（《医方集解》）散寒止痛

寒疝痛用导气汤，
川楝茴香与木香；
吴茱煎以长流水，
散寒通气和小肠。

疝气，亦名小肠气。川楝四钱，木香五钱，茴香二钱，吴茱萸一钱，汤泡同煎。川楝苦寒，入肝舒筋，能导小肠、膀胱之热从小水下行，为治疝君药；茴香暖胃散寒；吴茱温肝燥湿；木香行三焦通气。

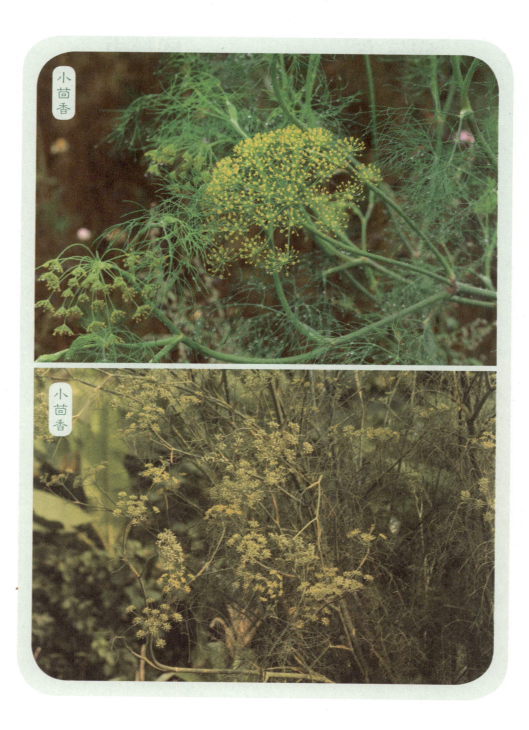

小茴香

小茴香

疝气方

（《丹溪心法》）行气疏肝

疝气方用荔枝核，
栀子山楂枳壳益；
再入吴茱暖厥阴，
长流水煎疝痛释。

荔枝核、栀子、山楂、枳壳、吴茱萸各等份，水煎服。荔枝双结状类睾（音皋，肾子也）丸，能入肝肾，辟寒散滞；栀子泻火利水；枳壳行气破症；山楂散瘀磨积。

疝乃厥阴肝邪，非肾病，以肝脉络阴器也。

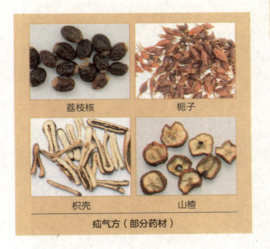

荔枝核　栀子

枳壳　山楂

疝气方（部分药材）

橘核丸

（《济生方》）软坚散结

橘核丸中川楝桂，
朴实延胡藻带昆；
桃仁二木酒糊合，
癫疝痛顽盐酒吞。

橘核、川楝子、海藻、海带、昆布、桃仁各二两，桂心、厚朴、枳实、延胡索、木通、木香各五钱，酒糊为丸，盐汤或酒下。橘核、木香能入厥阴气分而行气，桃仁、延胡能入厥阴气分而活血，川楝、木通能导小肠、膀胱之湿，官桂能祛肝肾之寒，厚朴、枳实行结水而破宿血，昆布、藻、带寒行水而咸软坚。

汤头歌诀　彩图版

十二、祛暑之剂

（五首，附方十一）

三物香薷饮

（《太平惠民和剂局方》）祛暑和脾

三物香薷豆朴先，
若云热盛加黄连；
或加苓草名五物，
利湿去暑木瓜宣。
再加参芪与陈术，
兼治内伤十味全，
二香合入香苏饮，
仍有藿薷香葛传。

香薷、厚朴、白扁豆各等份，水煎服。香薷辛温香散，能入脾肺，发越阳明以散蒸热；厚朴除湿散满；白扁豆清暑和脾。

加黄连，名黄连香薷饮（《活人》），治中暑热盛，口渴心烦。加茯苓、甘草，名五物香薷饮。加木

瓜，名六味香薷饮，木瓜、茯苓治湿盛。六味加人参、黄芪、陈皮、白术，名十味香薷饮。

五味子香薷饮合香苏饮（香附、紫苏叶、陈皮、苍术），名二香散，治外感内伤，身寒腹胀。

三物香薷饮合广藿香正气散，名藿薷汤，治伏暑吐泻。三物香薷饮加葛根，名香葛汤，治暑月伤风。

清暑益气汤

（《脾胃论》）燥湿清热

清暑益气参草芪，
当归麦味青陈皮；
曲柏葛根苍白术，
升麻泽泻枣姜随。

人参、黄芪、甘草（炙）、当归、麦冬、五味子、青皮（麸炒）、陈皮、神曲、黄柏、葛根、苍术、白术、升麻、泽泻各等份，加生姜、大枣煎。热伤气，人参、黄芪补气敛汗；湿伤脾，二术燥湿强脾；火旺则金病而水衰，

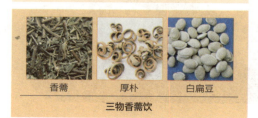

香薷　　厚朴　　白扁豆

三物香薷饮

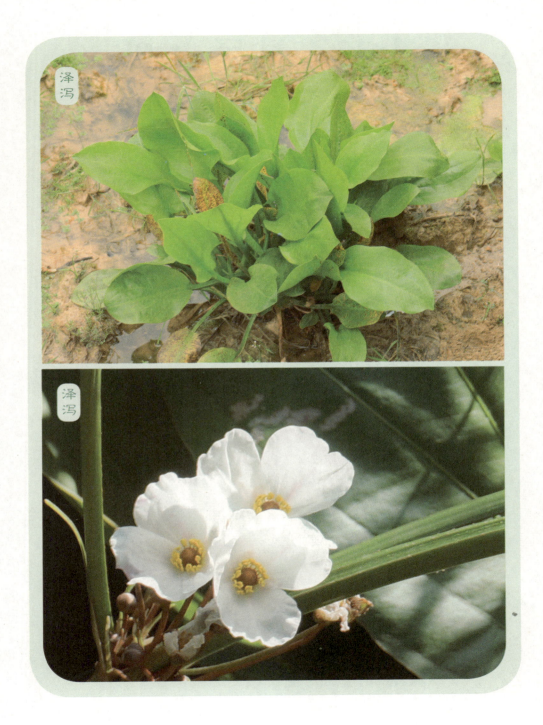

泽泻

泽泻

汤头歌诀·彩图版

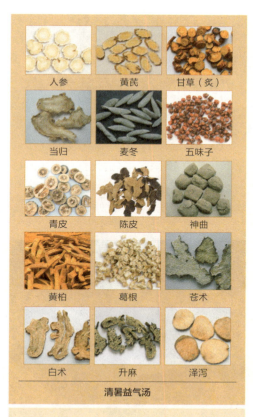

人参　黄芪　甘草（炙）

当归　麦冬　五味子

青皮　陈皮　神曲

黄柏　葛根　苍术

白术　升麻　泽泻

清暑益气汤

故用麦冬、五味子保肺生津；黄柏泻火滋水；青皮理气而破滞；当归养血而和阴；神曲、甘草和中而消食；升麻、葛根以升清；泽泻以降浊也。

缩脾饮

（《太平惠民和剂局方》）温脾清暑

缩脾饮用清暑气，
砂仁草果乌梅暨；
甘草葛根扁豆加，

吐泻烦渴温脾胃；
古人治暑多用温，
暑为阴证此所谓；
大顺杏仁姜桂甘，
散寒燥湿斯为贵。

砂仁、草果、乌梅、甘草各四两，白扁豆、葛根各二两。暑必兼湿，而湿属脾土，故用砂仁、草果利气温脾，白扁豆解暑渗湿，葛根升阳生津，甘草补土和中，乌梅清热止渴。

古人治暑多用温，如香薷散、大顺散之类。

中热为阳证，为有余；中暑为阴证，为不足。（张元素）

《黄帝内经》：脉虚身热，得之伤暑。

大顺散，先将甘草白沙炒，次入干生姜、杏仁（炒），合肉桂为末，每服一钱。吴鹤皋曰：此非治暑，乃治暑月饮冷受伤之脾胃耳。

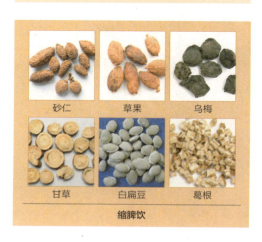

砂仁　草果　乌梅

甘草　白扁豆　葛根

缩脾饮

生脉散

（《医学启源》）养阴保肺

生脉麦味与人参，
保肺清心治暑淫；
气少汗多兼口渴，
病危脉绝急煎斟。

人参五分，麦冬八分，五味子九粒。人参大补肺气，麦冬甘寒润肺，五味酸收敛肺并能泻火生津。盖心主脉，肺朝百脉，补肺清心则气充而脉复。将死脉绝者服之，能令复生。夏月火旺烁金，尤宜服之。

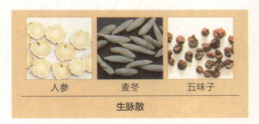

| 人参 | 麦冬 | 五味子 |

生脉散

六一散

（《伤寒直格》）清暑利湿

六一滑石同甘草，
解肌行水兼清燥；
统治表里及三焦，
热渴暑烦泻痢保；
益元碧玉与鸡苏，

砂黛薄荷加之好。

滑石六两，甘草一两，灯芯汤下，亦有用生姜汤下者。滑石气轻解肌，质重泻火，滑能入窍，淡能行水，故能通治上下表里之湿热；甘草泻火和中，又以缓滑石之寒滑。

前方加辰砂，名益元散，取其清心；加青黛，名碧玉散，取其凉肝；加薄荷，名鸡苏散，取其散肺也。

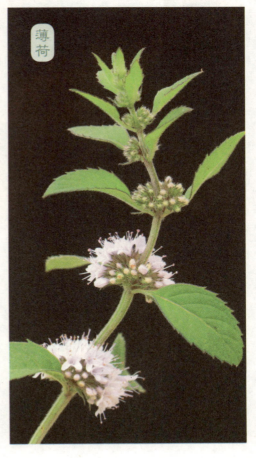

薄荷

汤头歌诀 彩图版

十三、利湿之剂

（十三首，附方八）

五苓散

（《伤寒论》）利水渗湿

五苓散治太阳腑，
白术泽泻猪茯苓；
膀胱气化添官桂，
利便消暑烦渴清。
除桂名为四苓散，
无寒但渴服之灵；
猪苓汤除桂与术，
加入阿胶滑石停。
此为和湿兼泄热，
黄疸便闭渴呕宁。

太阳经热传入膀胱腑者用之。猪苓、茯苓、白术各十八铢，泽泻一两六铢，桂枝半两，每服三钱。二苓甘淡利水，泽泻甘咸泻水，能入肺肾而通膀胱，导水以泻火邪，加白术者，补土以制水，加官桂者，气化乃能出也。

《黄帝内经》：膀胱者，州都之官，津液藏焉，气化则能出矣。

湿胜则气不得施化，故渴，利其湿则渴自止。猪苓、茯苓、泽泻、阿胶、滑石各一两。滑石泻火解肌，最能行水。

以诸药过燥，故加阿胶以存津液。（吴鹤皋）

五苓治湿胜，猪苓兼热胜。

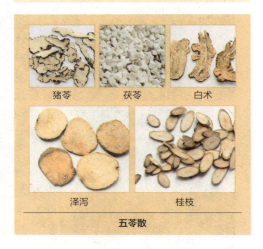

猪苓　茯苓　白术
泽泻　桂枝

五苓散

小半夏加茯苓汤

（《金匮要略》）行水消痞

小半夏加茯苓汤，
行水消痞有生姜；
加桂除夏治悸厥，
茯苓甘草汤名彰。

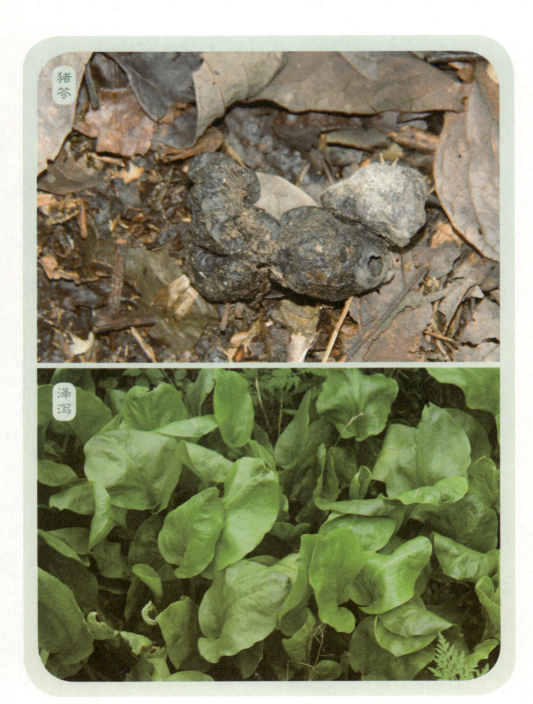

猪苓

泽泻

汤头歌诀 彩图版

半夏一升，茯苓三两，生姜半斤，除茯苓，名小半夏汤。加桂枝、甘草除半夏，名茯苓甘草汤。仲景治伤寒水气乘心，厥而心下悸者，先治其水，后治其厥，火因水而下行则眩，悸止而痞满治矣。

干生姜（炮）、茯苓各四两，甘草（炙）、白术（炒）各二两。此数药行水补土，此湿邪在经而未入腑脏者。

黄芪、防己各一两，白术七钱半，甘草（炙）五钱，加生姜、大枣煎。防己大辛苦寒，通行十二经，开窍行水；黄芪生用达表；白术燥湿强脾并能止汗；加甘草者，益土所以制水，又缓防己之峻急性也。

肾着汤

（《金匮要略》）温脾祛湿

肾着汤内用干姜，
茯苓甘草白术裹；
伤湿身痛与腰冷，
亦名干姜苓术汤；
黄芪防己除姜茯，
术甘姜枣共煎尝；
此治风水与诸湿，
身重汗出服之良。

舟车丸

（《素问病机气宜保命集》）逐水消肿

舟车牵牛及大黄，
遂戟芫花又木香；
青皮橘皮加轻粉，
燥实阳水却相当。

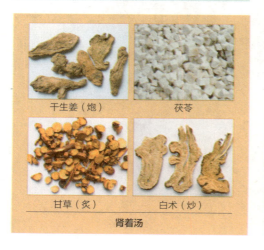

干生姜（炮）　茯苓
甘草（炙）　白术（炒）
肾着汤

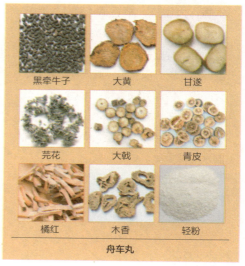

黑牵牛子　大黄　甘遂
芫花　大戟　青皮
橘红　木香　轻粉
舟车丸

口渴面赤气粗，便秘而肿胀者，为阳水。黑牵牛子四两，大黄二两，甘遂、芫花、大戟、青皮、橘红各一两，木香五钱，轻粉一钱，水丸。牵牛子、大黄、遂、戟、芫花行水厉药，木香、青、陈以行气，少加轻粉以透经络，然非实证不可轻投。

疏凿饮子

（《济生方》）疏风祛湿

疏凿槟榔及商陆，
苓皮大腹同椒目；
赤豆芜羌泻木通，
煎益姜皮阳水服。

槟榔、商陆、茯苓皮、大腹皮、椒目、赤小豆、秦艽、羌活、泽泻、木通

实脾饮

（《济生方》）行气利水

实脾苓术与木瓜，
甘草木香大腹加；
草蔻附姜兼厚朴，
虚寒阴水效堪夸。

便利不渴而肿胀者，为阴水。茯苓、白术（土炒）、木瓜、甘草、木香、大腹皮、草豆蔻（煨）、附子（炮）、黑生姜、厚朴（炒），加生姜、大枣煎。脾虚补以苓、术、甘草，脾寒温以蔻、附、黑生姜，脾湿利以茯苓、大腹皮，脾滞导以厚朴、木香。又：土之不足由于木之有余，木瓜、木香皆能平肝泻木，使木不克土，而脾和则土能制水而脾实矣。

《黄帝内经》：湿胜则地泥，实土正所以制水也。

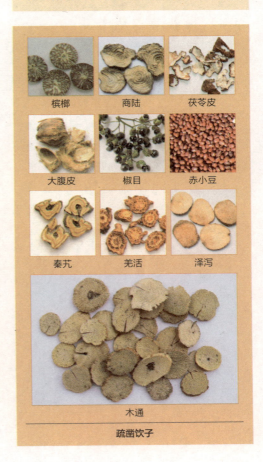

槟榔　商陆　茯苓皮
大腹皮　椒目　赤小豆
秦艽　羌活　泽泻

木通

疏凿饮子

汤头歌诀 彩图版

各等份，加生姜皮、大枣煎。秦艽、羌活散湿上升，泽泻、木通泻湿下降，行水于皮肤，椒目、赤小豆、商陆、槟榔攻水于腹里，亦上下表里分消之意。

五皮饮

（《华氏中藏经》）利水消肿

> 五皮饮用五般皮，
> 陈茯姜桑大腹奇；
> 或用五加易桑白，
> 脾虚肤胀此方司。

陈皮、茯苓皮、生姜皮、桑白皮、大腹皮各等份。

脾不能为胃行其津液，故水肿，半身以上宜汗，半身以下宜利小便。此方于泻水之中仍寓调补之意。皆用皮者，水溢皮肤，以皮行皮也。

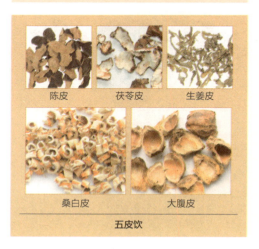

陈皮　　茯苓皮　　生姜皮

桑白皮　　大腹皮

五皮饮

羌活胜湿汤

（《太平惠民和剂局方》）祛风胜湿

> 羌活胜湿羌独芎，
> 甘蔓藁本与防风；
> 湿气在表头腰重，
> 发汗升阳有异功；
> 风能胜湿升能降，
> 不与行水渗湿同；
> 若除独活芎蔓草，
> 除湿升麻苍术充。

羌活、独活各一钱，川芎、甘草、藁本、防风各五分，蔓荆子三分。如有寒湿加附子、防己。

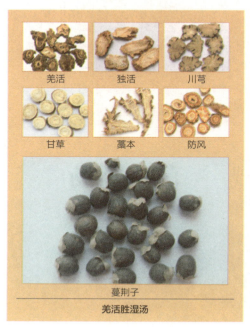

羌活　　独活　　川芎

甘草　　藁本　　防风

蔓荆子

羌活胜湿汤

气升则水自降。湿气在表宜汗，又风能胜湿，故用风药上升，使湿从汗散。

除独活、川芎、蔓荆、甘草，加升麻、苍术，名羌活除湿汤，治风湿身痛。

大橘皮汤

（《奇效良方》）清热利湿

大橘皮汤治湿热，
五苓六一二方缀；
陈皮木香槟榔增，
能消水肿及泄泻。

用五苓散（赤茯苓一钱，猪苓、泽泻、白术、桂各五分）、六一散（滑石六钱，甘草一钱），加陈皮半钱，木香、槟榔各三分，每服五钱，加生姜煎。小肠之水并入大肠，致小肠不利而大便泄泻。二散皆行水泄热之药，加槟榔峻下，陈皮、木香理气以利小便而实大便也。水肿亦湿热为病，故皆治之。

茵陈蒿汤

（《伤寒论》）利湿退黄

茵陈蒿汤治疸黄，
阴阳寒热细推详；
阳黄大黄栀子入，

阴黄附子与干姜；
亦有不用茵陈者，
仲景柏皮栀子汤。

茵陈六两，大黄二两（酒浸），栀子十四枚。

瘀热在里，口渴便秘，身如橘色，脉沉实者，为阳黄。茵陈发汗利水，能泄太阴、阳明之湿热，栀子导湿热出小便，大黄导湿出大便。

以茵陈为主。如寒湿阴黄，色暗便溏者，除栀子、大黄，加干生姜、附子以燥湿散寒。

黄柏二两，栀子五十枚，甘草一两，名柏皮栀子汤。

按 阳黄，胃有瘀热者宜下之，如发热者则势外出而不内入，不必汗下，唯用栀子、黄柏清热利湿以和解之。若小便利，色白无热者，仲景作虚劳治，用小建中汤。

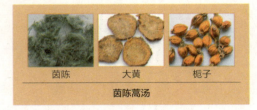

茵陈　　　大黄　　　栀子
茵陈蒿汤

八正散

（《太平惠民和剂局方》）利水通淋

八正木通与车前，

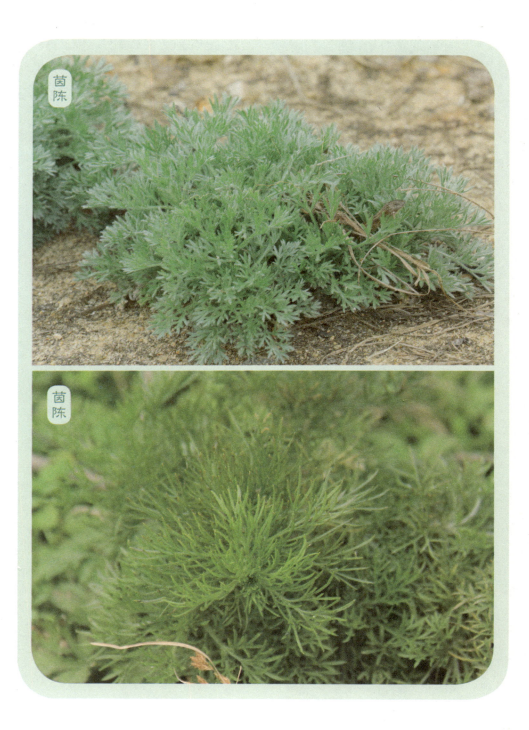

茵陈

茵陈

萹蓄大黄滑石研，
草梢瞿麦兼栀子，
煎加灯草痛淋蠲。

木通、车前子、萹蓄、大黄、滑石、甘草梢、瞿麦、栀子各一斤，共研细末，以灯芯草同煎服。一方有木香，治湿热下注，口渴咽干，淋痛尿血，小腹急满。

木通、灯草、瞿麦降心火入小肠，车前清肝火入膀胱，栀子泻三焦郁火，大黄、滑石泻火利水之捷药，萹蓄利便通淋，草梢入茎止痛。虽治下焦，而不专于治下，必三焦通利，水乃下行也。

萆薢分清汤

（《杨氏家藏方》）利湿化浊

萆薢分清石菖蒲，
草梢乌药益智俱；
或益茯苓盐煎服，
通心固肾浊精驱；
缩泉益智同乌药，
山药糊丸便数需。

萆薢、石菖蒲、甘草梢、乌药，甘草梢减半，余药各等份。或加茯苓、盐少许。治遗精白浊。萆薢能泄厥阴、阳明湿热，去浊分清；乌药疏逆气而止便数；益智仁固脾胃而开郁结；石菖蒲

开九窍而通心；甘草梢达肾茎而止痛。使湿热去而心肾通，则气化行而淋浊止矣。以此疏泄为禁止者也。缩泉丸，益智仁、乌药各等份，山药糊丸，盐汤下，治便数遗尿。

当归拈痛汤

（《兰室秘藏》）疏风止痛

当归拈痛羌防升，
猪泽茵陈芩葛朋；
二术苦参知母草，
疮疡湿热服皆应。

当归（酒洗）、羌活、防风、升麻、猪苓、泽泻、茵陈、黄芩（酒炒）、葛根、苍术、白术（土炒）、苦参、知母（并酒炒）、甘草（炙）各二钱。羌活通关节，防风散留湿，苦参、黄芩、茵陈、知母以泄湿热，当归以和气血，升麻、葛根助阳而升清，猪苓、泽泻泻湿降浊，人参、甘草、苍术、白术补正固中，使苦寒不伤胃、疏泄不伤气也。

此东垣本治湿热脚气，后人用治诸疮，甚验。（刘宗厚）

汤头歌诀 彩图版

十四、润燥之剂

（十三首，附方二）

炙甘草汤

（《伤寒论》）滋阴养血

> 炙甘草汤参姜桂，
> 麦冬生地大麻仁；
> 大枣阿胶加酒服，
> 虚劳肺痿效如神。

甘草（炙）、人参、生姜、桂枝各三两，阿胶（蛤粉炒）二两，生地黄一斤，麦冬、麻仁各半斤，大枣十二枚，水、酒各半煎。

仲景治伤寒脉结代，心动悸及肺痿唾多。《千金翼方》用治虚劳，《卫生宝鉴》用治呃逆，《外台秘要方》用治肺痿。参、草、麦冬益气复脉，阿胶、生地黄补血养阴，大枣、麻润滑以缓脾肾，生姜、桂辛温以散余邪。

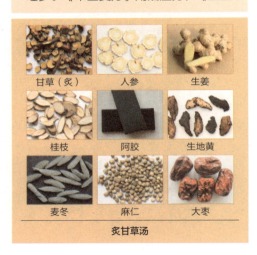

甘草（炙）	人参	生姜
桂枝	阿胶	生地黄
麦冬	麻仁	大枣

炙甘草汤

滋燥养荣汤

（《证治准绳》）润燥补血

> 滋燥养荣两地黄，
> 芩甘归芍及芃防；
> 爪枯肤燥兼风秘，
> 火灼金伤血液亡。

当归（酒洗）二钱，生地黄、熟地黄、白芍（炒）、黄芩（酒炒）、秦艽各一钱，防风、甘草各五分。秦艽、防风药润剂。

活血润燥生津饮

（《丹溪心法》）润燥生津

> 活血润燥生津液，
> 二冬熟地兼栝楼；

桃仁红花及归芍，
利便通幽善泽枯。

熟地黄、当归、甘、芍各一钱，天冬、麦冬、栝楼各八分，桃仁（研）、红花各五分。

存性，研）。皂角子得湿则滑，善通便秘（风燥、血燥致大便秘）；秦艽、防风治风。

韭汁牛乳饮

（《丹溪心法》）散瘀润肠

韭汁牛乳反胃滋，
养荣散瘀润肠奇；
五汁安中姜梨藕，
三般加入用随宜。

牛乳半斤，韭叶汁少许，滚汤顿服，名韭汁牛乳饮。牛乳六分，韭汁、生姜汁、藕汁、梨汁各一分，和服，名五汁安中饮（张任候）。并治噎膈反胃。噎膈由火盛或血枯，或有瘀血寒痰阻滞胃口，故食入反出也。牛乳润燥养血，为君；韭汁、藕汁消瘀益胃；生姜汁温胃散痰；梨汁消痰降火。审证用之，加陈酒亦佳，以酒乃米汁也。

润肠丸

（《脾胃论》）疏风活血

润肠丸用归尾羌，
桃仁麻仁及大黄；
或加艽防皂角子，
风秘血秘善通肠。

归尾、羌活、大黄各五钱，桃仁、麻仁各一两，蜜丸。归尾、桃仁润燥活血，羌活散火搜风，大黄破结通幽，麻仁滑肠利窍。

风湿加秦艽、防风、皂角子（烧

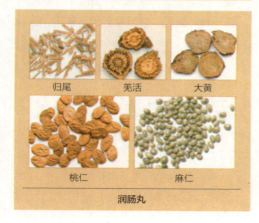

归尾　　羌活　　大黄

桃仁　　麻仁

润肠丸

通幽汤

（《脾胃论》）活血通幽

通幽汤中二地俱，
桃仁红花归草濡；
升麻升清以降浊，

汤头歌诀 彩图版

噎塞便秘此方需，
有加麻仁大黄者，
当归润肠汤名殊。

生地黄、熟地黄各五分，桃仁、红花、当归、甘草（炙）、升麻各一钱。麻仁、大黄、当归皆润燥通肠。清阳不升则浊阴不降，故大便不通。

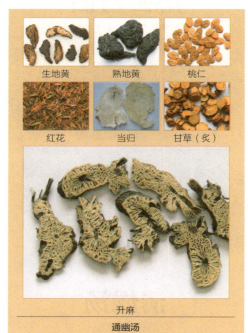

生地黄　　熟地黄　　桃仁

红花　　当归　　甘草（炙）

升麻

通幽汤

搜风顺气丸

（《太平圣惠方》）润燥通便

搜风顺气大黄蒸，
郁李麻仁山药增；

防风车前及槟枳，
菟丝牛膝山萸仍；
中风风秘及气秘，
肠风下血总堪凭。

大黄（九蒸九晒）五两，大麻仁、郁李仁（去皮）、山药（酒蒸）、车前子、牛膝（酒蒸）、山萸肉各三两，菟丝子（酒浸）、防风、槟榔、枳壳（麸炒）各一两，蜜丸。防风润肾搜风，槟榔顺气破滞，大黄经蒸晒则性和缓，同二仁滑利润燥通幽，牛膝、车前下行利水，加山药、山萸肉、菟丝子固本益阳，不使过于攻散也。

消渴方

（《丹溪心法》）泻火生津

消渴方中花粉连，
藕汁地汁牛乳研；
或加姜蜜为膏服，
泻火生津益血痊。

天花粉、藕汁、黄连、生地黄汁、牛乳各等份，加适量生姜、蜂蜜同煎服。粉、连研末，诸汁调服。黄连泻心火，生地黄滋肾水，藕汁益胃，花粉生津，牛乳润燥益血。

白茯苓丸

（《太平圣惠方》）补肾清热

白茯苓丸治肾消，
花粉黄连萆薢调；
二参熟地覆盆子，
石斛蛇床脆胫要。

脆胫，音皮鸥，鸡内金也。

茯苓、花粉、黄连、萆薢、人参、元参、熟地黄、覆盆子各一两，石斛、蛇床子各七钱半，鸡内金三十具微炒，蜜丸，磁石汤下。黄连降心火，石斛平胃热，熟地黄、元参生肾水，覆盆、蛇床固肾精，人参补气，花粉生津，茯苓交心肾，萆薢利湿热。顿服治肾消。磁石色黑属水，假之入肾也。

猪肾荠苨汤

（《备急千金要方》）补肾生津

猪肾荠苨参茯神，
知芩甘草石斛因；
磁石天花同黑豆，
强中消渴此方珍。

下消之证，茎长兴盛，不交精出，名强中，缘服邪术热药而毒盛也。

猪肾一具，大豆一升，荠苨、人

参、石膏各三两，磁石（绵裹）、茯神、知母、黄芩、葛根、甘草、花粉各二两，先煎豆、肾，去渣，以药分三服。知、芩、石膏以泻邪火，人参、甘草以固正气，葛根、花粉以生津，荠苨、黑豆最能解毒，磁石、猪肾引之入肾也。

酥蜜膏酒

（《备急千金要方》）补脾润肺

酥蜜膏酒用饴糖，
二汁百部及生姜；
杏枣补脾兼润肺，
声嘶气惫酒温尝。

酥蜜、饴糖、大枣肉、杏仁（细研）、百部汁、生姜汁各等份，共煎一饮，久如膏，酒温细细咽下，服之自效也。

清燥汤

（《脾胃论》）清肺润燥

清燥二术与黄芪，
参苓连柏草陈皮；
猪泽升柴五味曲，
麦冬归地痿方推。

黄芪钱半，苍术（炒）一钱，白术

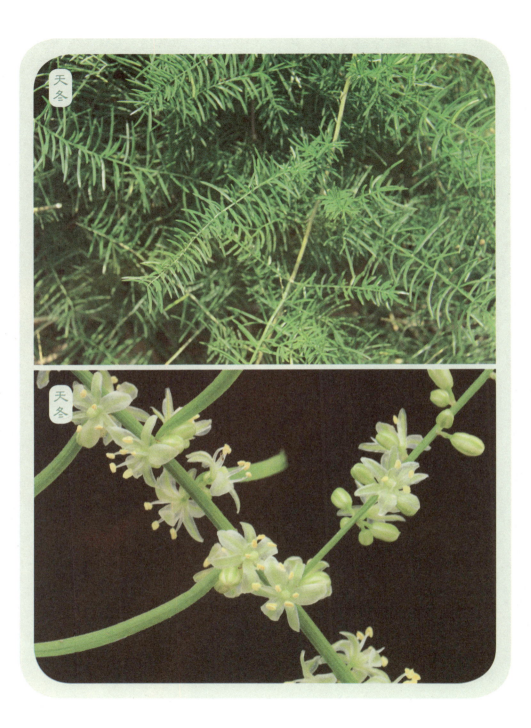

（炒）、陈皮、泽泻各五分，人参、茯苓、升麻各三分，当归（酒洗）、生地黄、麦冬、甘草（炙）、神曲（炒）、黄柏（酒炒）、猪苓各二分，柴胡、黄连（炒）各一分，五味子九粒，煎。治肺金受湿热之邪，痿躄喘促，口干便赤。肺为辛金，主气；大肠为庚金，主津。燥金受湿热之邪，则寒水生化之源绝，而痿躄喘渴诸症作矣。人参、黄芪、茯苓、白术、陈皮、甘草补土以生金，麦冬、五味子保金而生水，黄连、黄柏、当归、生地黄泻火滋阴，猪苓、泽泻、升麻、柴胡升清降浊，则燥金肃清，水出高原，而诸病平矣。

此方不尽润药，因"清燥"二字，故附记于此。然东垣所云清燥者，盖指肺与大肠为燥金也。

地黄饮子

（《卫生易简方》）滋阴补血

地黄饮子参芪草，
二地二冬枇斛参；
泽泻枳实疏二腑，
躁烦消渴血枯含。

人参、黄芪、甘草、天冬、麦冬、生地黄、枇杷叶、石斛、泽泻、枳实各等份，共为末。人参、黄芪、甘草以补其气，气能生水；二地、二冬以

润其燥，润能益血；石斛平胃，枇杷降气，泽泻泻膀胱之火，枳实泻大肠之滞，使二腑清，则心、肺二脏之气得以下降而渴自止。

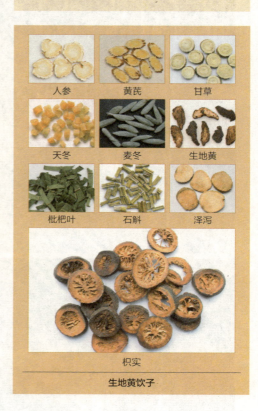

人参　黄芪　甘草
天冬　麦冬　生地黄
枇杷叶　石斛　泽泻

枳实

生地黄饮子

汤头歌诀　彩图版

十五、泻火之剂

（二十七首，附方九）

黄连解毒汤

（《肘后备急方》）泻火解毒

黄连解毒汤四味，
黄柏黄芩栀子备；
躁狂大热呕不眠，
吐衄斑黄均可使。
若云三黄石膏汤，
再加麻黄及淡豉，
此为伤寒温毒盛，
三焦表里相兼治，
栀子金花加大黄，
润肠泻热真堪倚。

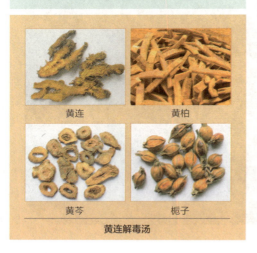

黄连　　　黄柏

黄芩　　　栀子

黄连解毒汤

毒即大热也。黄连、黄柏、黄芩、栀子各等份。

栀子金花丸加大黄，黄芩、黄柏、黄连、栀子、大黄，水丸。

附子泻心汤

（《伤寒论》）泻热除痞

附子泻心用三黄，
寒加热药以维阳；
痞乃热邪寒药治，
恶寒加附始相当；
大黄附子汤同意，
温药下之妙异常。

黄芩、黄连各一两，大黄二两，附子（炮）一枚。恐三黄重损其阳，故加附子。

伤寒痞满从外之内，满在胸而不在胃，多属热邪，故宜苦泻。若杂病之痞从内之外，又宜辛散。

《黄帝内经》：心下痞，按之软，关脉浮者，大黄黄连泻心汤；心下痞而复恶寒汗出者，附子泻心汤。

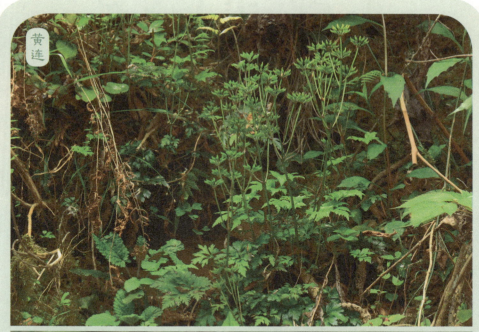

黄连

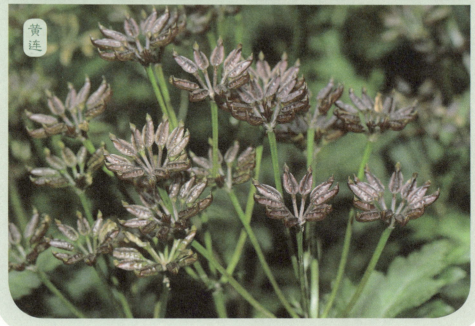

黄连

汤头歌诀·彩图版

大黄附子汤，大黄、细辛各二两，附子一枚（炮）。

《金匮要略》：阳中有阴，宜以温药下其寒。后人罕识其旨。

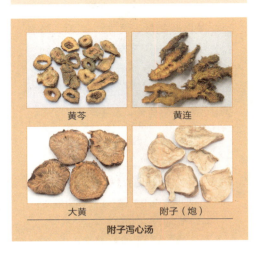

黄芩　黄连
大黄　附子（炮）

附子泻心汤

半夏泻心汤

（《伤寒论》）泻热散痞

半夏泻心黄连芩，
干姜甘草与人参；
大枣和之治虚痞，
法在降阳而和阴。

半夏半斤，黄连一两，干生姜、黄芩、甘草（炙）、人参各三两，大枣十二枚。治伤寒下之早。胸满而不痛者为痞，身寒而呕，饮食不下，非柴胡证，凡用泻心者，多属误下。非传经热邪，否而不泰为痞。泻心者，必以苦，

故用黄芩、黄连；散痞者，必以辛，故用干生姜、半夏；欲交阴阳、通上下者，以和其中，故用参、甘、大枣。

白虎汤

（《伤寒论》）散热生津

白虎汤用石膏煨，
知母甘草粳米陪；
亦有加入人参者，
躁烦热渴舌生胎。

石膏一斤，知母六两，甘草二两，粳米六合。加人参，名人参白虎汤。

白虎，西方金神，此方清肺金而泻火，故名。然必实热方可用之，或有血虚身热、脾虚发热及阴盛格阳，类白虎汤证投之，不可救也。

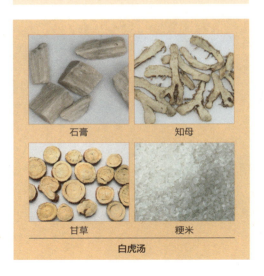

石膏　知母
甘草　粳米

白虎汤

竹叶石膏汤

（《伤寒论》）益气和胃

竹叶石膏汤人参，
麦冬半夏与同林；
甘草生姜兼粳米，
暑烦热渴脉虚寻。

竹叶二把，石膏一斤，人参三两，甘草（炙）三两，麦冬一升，半夏、粳米各半斤，加生姜煎。治伤寒解后呕渴少气。竹叶、石膏之辛寒，以散余热；人参、甘草、粳米、麦冬之甘平，以补虚生津；生姜、半夏之辛温，以豁痰止呕。

升阳散火汤

（《脾胃论》）升阳散郁

升阳散火葛升柴，
羌独防风参芍侪；
生炙二草加姜枣，
阳经火郁发之佳。

柴胡八钱，葛根、升麻、羌活、独活、人参、白芍各五钱，防风二钱半，甘草（炙）三钱，生甘草二钱，每服五钱，加生姜、大枣煎。火发多在肝胆之经，以木盛能生火，而二经俱夹相火。故以柴胡散肝为君，羌活、防风以发太阳之火，升麻、葛根以发阳明之火，独活以发少阴之火，加人参、甘草补土以泻火，加白芍者泻肝而益脾，且令散中有补，发中有收也。

凉膈散

（《太平惠民和剂局方》）泻火通便

凉膈硝黄栀子翘，
黄芩甘草薄荷饶；
竹叶蜜煎疗膈上，
中焦燥实服之消。

连翘四两，大黄（酒浸）、芒硝、甘草各二两，栀子、黄芩、薄荷各一两为末，每服三钱，加竹叶、生蜜煎。连翘、薄荷、竹叶（叶生竹上，故治上焦）以升散于上，栀子、黄芩、芒硝、大黄以推泻于下，使上升下行而膈自清矣，加甘草、生蜜者，病在膈，甘以缓之也。

仲景调胃承气汤，后人加味一变而为凉膈散，再变而为防风通圣散。
（潘思敬）

汤头歌诀 彩图版

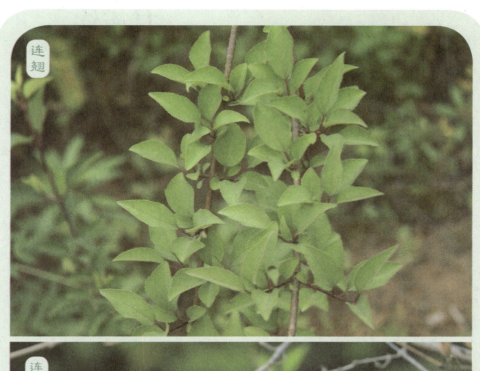

连翘

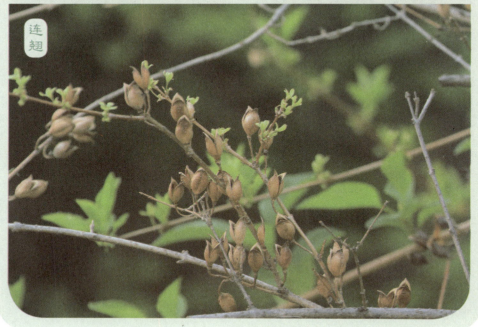

连翘

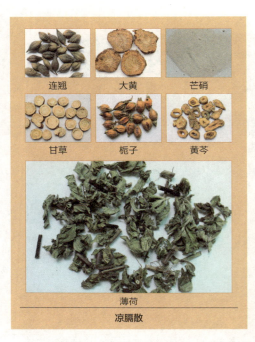

连翘　　　大黄　　　芒硝

甘草　　　栀子　　　黄芩

薄荷

凉膈散

甘露饮

（《太平惠民和剂局方》）清热利湿

甘露两地与茵陈，
芩枳枇杷石斛伦；
甘草二冬平胃热，
桂苓犀角可加均。

生地黄、熟地黄、茵陈、黄芩、枳
壳、枇杷叶、石斛、甘草、天冬、麦冬
各等份，煎。二地、二冬、甘草、石斛
平胃肾之虚热，清而兼补；黄芩、茵陈
折热而去湿；枳壳、枇杷抑气而降火。

加茯苓、肉桂，名桂苓甘露饮。《普
济本事方》加犀角通治胃中湿热，口疮
吐衄。

清心莲子饮

（《太平惠民和剂局方》）清火止淋

清心莲子石莲参，
地骨柴胡赤茯苓；
芪草麦冬车前子，
躁烦消渴及崩淋。

石莲、人参、柴胡、赤茯苓、黄
芪各三钱，黄芩（酒炒）、地骨皮、
麦冬、车前子、甘草（炙）各二钱。
人参、黄芪、甘草补虚泻火，柴胡、
地骨皮退热平肝，黄芩、麦冬清热上
焦，赤茯、车前子利湿下部，中以石
莲交其心肾。

清胃散

（《脾胃论》）清胃凉血

清胃散用升麻连，
当归生地牡丹全；
或益石膏平胃热，
口疮吐衄及牙宣。

升麻、黄连、当归、生地黄、牡
丹皮各等份，共研细末，以石膏适量
同煎服。齿龈出血，黄连泻心火亦泻
脾火，牡丹皮、生地黄平血热，当归

引血归经，石膏泻阳明之火，升麻升阳明之清。

按 古人治血，多用升麻，然上升之药终不可轻施。

泻黄散

（《小儿药证直诀》）清热泻火

泻黄甘草与防风，
石膏栀子藿香充；
炒香蜜酒调和服，
胃热口疮并见功。

防风四两，甘草二两，栀子子一两，广藿香七钱，石膏五钱。栀子、石膏泻肺胃之火，广藿香辟恶调中，甘草补脾泄热，重用防风者，能发脾中伏火，又能与土中泻木也。

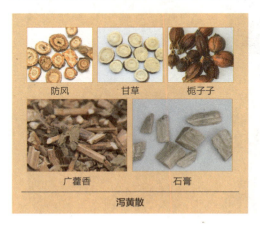

防风　　甘草　　栀子子

广藿香　　　石膏

泻黄散

钱乙泻黄散

（《小儿药证直诀》）发散郁火

钱乙泻黄升防芷，
芩夏石斛同甘枳；
亦治胃热及口疮，
火郁发之斯为美。

升麻、防风、白芷各半钱，黄芩、半夏、枳壳、石斛各一钱，甘草七分。升麻、防风、白芷以散郁火，黄芩、半夏、枳壳以清热开郁，石斛、甘草以平胃调中。

泻白散

（《小儿药证直诀》）泻肺清热

泻白桑皮地骨皮，
甘草粳米四般宜；
参茯知芩皆可入，
肺炎喘嗽此方施。

桑白皮、地骨皮各一钱，甘草五分，粳米百粒。桑白皮泻肺火，地骨皮透虚热，甘草补土生金，粳米和中清肺。李时珍曰：此泻肺诸方之准绳也。
人参、茯苓、知母、黄芩听证加减，名加减泻白散。

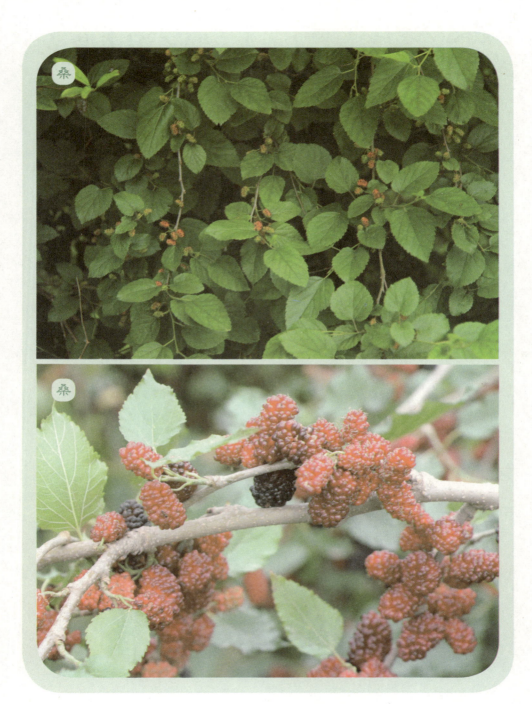

汤头歌诀 彩图版

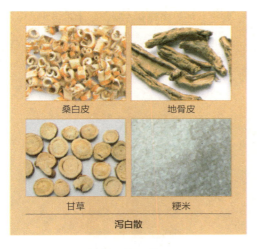

桑白皮　地骨皮

甘草　粳米

泻白散

泻青丸

（《小儿药证直诀》）清肝泻火

泻青丸用龙胆栀，
下行泻火大黄资；
羌防升上芎归润，
火郁肝经用此宜。

龙胆草、栀子子、大黄（酒蒸）、羌活、防风、川芎、当归（酒洗）各等份，蜜丸，竹叶汤下。羌活、防风引火上升，栀子、龙胆草、大黄抑火下降，川芎、当归养肝血而润肝燥。

龙胆泻肝汤

（《太平惠民和剂局方》）泻火清热

龙胆泻肝栀芩柴，

生地车前泽泻偕；
木通甘草当归合，
肝经湿热力能排。

龙胆草（酒炒）、栀子（酒炒）、黄芩（酒炒）、生地黄（酒炒）、柴胡、车前子、泽泻、木通、当归、甘草（生用）各三钱，水煎服。龙胆、柴胡泻肝胆之火；黄芩、栀子泻肺与三焦之热；泽泻泻肾经之湿；木通、车前子泻小肠、膀胱之湿；当归、生地黄养血补肝；甘草缓中益胃，不令苦寒过于泄下也。

当归龙荟丸

（《宣明五气篇》）清热泻肝

当归龙荟用四黄，
龙胆芦荟木麝香；
黑栀青黛姜汤下，
一切肝火尽能攘。

当归（酒洗）、胆草（酒洗）、栀子（炒黑）、黄连（酒炒）、黄柏（酒炒）、黄芩（酒炒）各一两，大黄（酒浸）、青黛（水飞）、芦荟各五钱，木香二钱，麝香五分，生姜汤蜜丸下。肝木为生火之原，诸经之火因之而起。故以青黛、龙胆入本经而直折之，而以大黄、黄芩、黄连、黄柏、栀子通平上下三焦之火也，芦荟大苦大寒，气躁入肝，恐诸药过于寒泻，故用当归养血补肝，用生姜汤辛温为引，加木香、麝者香，取其行气通窍也，然非实热不可轻投。

脾土，加芍药伐肝安脾，使木不克土。

连附六一汤，治胃痛；黄连六两，附子一两。亦反佐也。

左金丸

（《丹溪心法》）清泻肝火

左金茱连六一丸，
肝经火郁吐吞酸；
再加芍药名戊己，
热泻热痢服之安。
连附六一治胃痛，
寒因热用理一般。

黄连六两（生姜汁炒），吴茱萸一两（盐汤泡），亦名茱连丸。肝实则作痛或呕酸，心为肝子。故用黄连泻心火，使火不克金，则金能制木而肝平矣；吴茱能入厥阴，行气解郁又能引热下行，故以为反佐。寒者，正治；热者，反治，使之相济以立功也。左金者，使肺右之，金得行于左而平肝也。再加芍药，名戊己丸。戊为胃土，己为

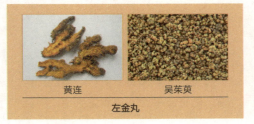

黄连　　　　　吴茱萸

左金丸

导赤散

（《小儿药证直诀》）利水通淋

导赤生地与木通，
草梢竹叶四般攻；
口糜淋痛小肠火，
引热同归小便中。

生地黄、木通、草梢、竹叶各等份，煎。生地黄凉心血，竹叶清心气，木通泻心火入小肠，草梢达肾茎而止痛。

清骨散

（《证治准绳》）清热退蒸

清骨散用银柴胡，
胡连秦艽鳖甲符；
地骨青蒿知母草，
骨蒸劳热保无虞。

柴胡半钱，胡黄连、秦艽、鳖甲、地骨皮、青蒿、知母各一钱，甘草五分。地骨皮、胡连、知母以平内热，柴胡、青蒿、秦艽以散表邪，鳖甲引诸药入骨而补阴，甘草和诸药而泻火。

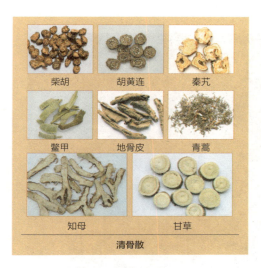

柴胡　胡黄连　秦艽

鳖甲　地骨皮　青蒿

知母　甘草

清骨散

普济消毒饮

（《东垣试效方》）疏风散邪

普济消毒芩连鼠，
玄参甘桔蓝根侣；
升柴马勃连翘陈，
僵蚕薄荷为末咀；
或加人参及大黄，
大头天行力能御。

黄芩（酒炒）、黄连（酒炒）各五钱，玄参、甘草（生用）、桔梗、柴胡、陈皮（去白）各二钱，鼠黏子、板蓝根、马勃、连翘、薄荷各一钱，僵蚕、升麻各七分，研末服，或蜜丸嚼化。

虚者加人参，便秘加大黄。

大头天行，亲戚不相访问，染者多不救。

黄芩、黄连泻心肺之火为君；玄参、陈皮、甘草泻火补肺为臣；连翘、薄荷、鼠黏子、蓝根、僵蚕、马勃散肿消毒定喘为佐；升麻、柴胡散阳明、少阳二经之阳，桔梗为舟楫，不令下行为载。

此邪热客心肺之间，上攻头面为肿，以承气泻之，是为诛伐无过，遂处此方，全活甚众。（李东垣）

清震汤

（《素问病机气宜保命集》）健脾燥湿

清震汤治雷头风，
升麻苍术两般充；
荷叶一枝升胃气，
邪从上散不传中。

升麻、苍术二味，《局方》为升麻汤。

头面肿痛疙瘩名雷头风，一云头如雷鸣。

邪在三阳，不可过用寒药重剂诛伐无过处。清震汤升阳解毒，盖取震为雷之义。（李东垣）

桔梗汤

（《济生方》）清热补肺

桔梗汤中用防己，
桑皮贝母栝楼子；

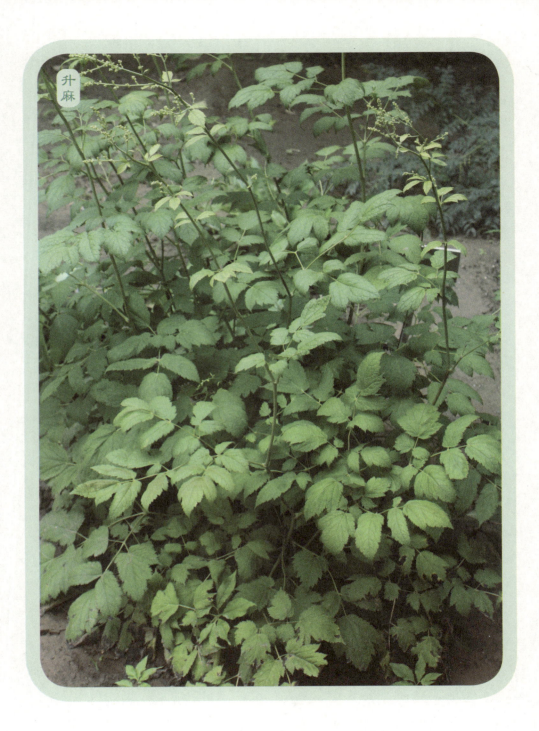

升麻

汤头歌诀 彩图版

甘枳当归薏杏仁，
黄芪百合姜煎此，
肺痈吐脓或咽干，
便秘大黄可加使。

桔梗、防己、栝楼、贝母、当归、枳壳、薏苡仁、桑白皮各五分，黄芪七分，杏仁、百合、甘草各三分，生姜煎。

一方有人参，无枳壳。

黄芪补肺气，杏仁、薏仁、桑白皮、百合补肺清火，栝楼、贝母润肺除疾，甘、桔开提气血、利膈散寒，防己散肿除风、泻湿清热，当归以和其血，枳壳以利其气。

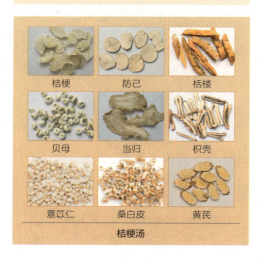

桔梗　　防己　　栝楼

贝母　　当归　　枳壳

薏苡仁　桑白皮　黄芪

桔梗汤

清咽太平丸

（《医方集解》）清热止血

清咽太平薄荷芎，

柿霜甘桔及防风，
犀角蜜丸治膈热，
早间咯血颊常红。

两颊肺肝之部，早间寅卯木旺之时，木盛生火来克肺金。

薄荷十两，川芎、柿霜、甘草、防风、犀角各二两，桔梗三两，蜜丸。川芎，血中气药，散瘀升清；防风，血药之使，搜肝泻肺；薄荷理血散热、清咽除蒸；犀角凉心清肝；柿霜生津润肺；甘草缓炎上之火势；桔梗载诸药而上浮。

消斑青黛饮

（《伤寒六书》）凉血消斑

消斑青黛栀连犀，
知母玄参生地齐；
石膏柴胡人参草，
便实参去大黄跻；
姜枣煎加一匙醋，
阳邪里实此方稽。

青黛、栀子、黄连、犀角、知母、玄参、生地黄、石膏、柴胡、人参、甘草各等份。

发斑虽由胃热，亦诸经之火有以助之。青黛、黄连清肝火，栀子清心肺之火，玄参、知母、生地黄清肾火，犀角、石膏清胃火，引以柴胡使达肌表，使以生姜、大枣以和营卫，热毒入里亦由胃虚；故以人参、甘草益胃，加醋者，酸以收之也。大便实，去人参，加大黄。

辛夷散
（《济生方》）散热祛湿

辛夷散里藁防风，
白芷升麻与木通；
芎细甘草茶调服，
鼻生瘜肉此方攻。

肺经湿热上蒸于脑，入鼻而生息肉，犹湿地得热而生芝菌也。辛夷、藁本、防风、白芷、升麻、木通、川芎、细辛、甘草各等份，末服三钱。辛夷、升麻、白芷能引胃中清阳上行头脑，防风、藁本能入巅顶燥热祛风，细辛散热通窍，川芎散郁疏肝，木通、茶清泻火下行，甘草甘平，缓其辛散也。

苍耳散
（《三因极一病证方论》）清热疏风

苍耳散中用薄荷，
辛夷白芷四般和；
葱茶调服疏肝肺，

清升浊降鼻渊瘥。

苍耳子（炒）二钱半，薄荷、辛夷各五钱，白芷一两，研末服。凡头面之疾，皆由清阳不升、浊阴逆上所致，浊气上灼于脑，则鼻流浊涕为渊。数药升阳通窍，除湿散风，故治之也。

妙香散
（《局方》）安神宁志

妙香山药与参芪，
甘桔二茯远志随；
少佐辰砂木香麝，
惊悸郁结梦中遗。

山药二两（乳汁炒），人参、黄芪（蜜炙）、茯苓、茯神、远志（炒）各一两，桔梗、甘草各三钱，辰砂二钱，木香二钱半，麝香一钱，为末，每服二钱，酒下。山药固精，人参、黄芪补气，远志、二茯清心宁神，桔梗、木香疏肝清肺，辰砂、麝香镇心散郁辟邪，甘草补中，协和诸药，使精气神相依，邪火自退，不用固涩之药，为泄遗良剂。以其安神利气，故亦治惊悸郁结。

汤头歌诀 彩图版

十六、除痰之剂

（十首，附方五）

二陈汤

（《太平惠民和剂局方》）燥湿化痰

二陈汤用半夏陈，
益以茯苓甘草臣；
利气调中兼去湿，
一切痰饮此为珍；
导痰汤内加星枳，
顽痰胶固力能驯；
若加竹茹与枳实，
汤名温胆可宁神；
润下丸仅陈皮草，
利气祛痰妙绝伦。

半夏（生姜炙）二钱，陈皮（去白）、茯苓各一钱，甘草五分，加生姜煎。

陈皮利气，甘草和中，茯苓、半夏除湿顺气，湿除气顺，痰饮自散。

加胆星以助半夏，加枳实以成冲墙倒壁之功。二陈汤加竹茹、枳实，名温胆汤，治胆虚不眠。

陈皮（去白，盐五钱），水浸洗，八两，甘草二两，蜜炙蒸饼糊丸（润下丸，丹溪），生姜汤下。或将陈皮盐水煮晒，同甘草为末，名二贤散。不可多服，恐损元气。

涤痰汤

（《济生方》）涤痰开窍

涤痰汤用半夏星，
甘草橘红参茯苓；
竹茹菖蒲兼枳实，
痰迷舌强服之醒。

半夏（生姜炙）、胆星各二钱半，橘红、枳实、茯苓各三钱，人参、石菖蒲各一钱，竹茹七分，甘草五分，

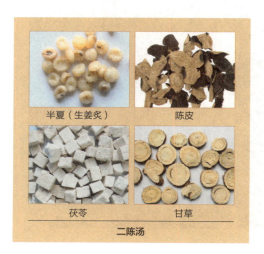

半夏（生姜炙）　陈皮

茯苓　甘草

二陈汤

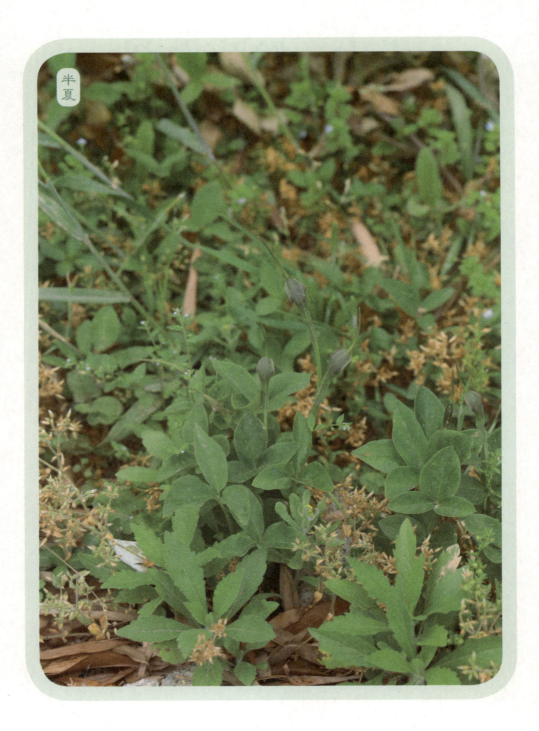

半夏

加生姜煎，此即导痰汤。加人参扶正，石菖蒲开窍，竹茹清金。治中风痰迷心窍，舌强不能言。

湿；川乌、白附子辛热，散寒逐风；浸而曝之，杀其毒也。

青州白丸子

（《太平惠民和剂局方》）祛风化痰

青州白丸星夏并，
白附川乌俱用生；
晒露糊丸姜薄引，
风痰瘫痪小儿惊。

半夏（水浸，去衣）七两，天南星、白附子各二两，川乌（去皮、脐）五钱。四味俱生用为末，袋盛水摆出粉，再擂再摆，以尽为度，瓷盆盛贮，日晒夜露，春五夏三秋七冬十日，糯米糊丸，生姜汤下，瘫痪酒下，惊风薄荷汤下。痰之生也，由于风寒湿。天南星、半夏辛温，祛痰燥

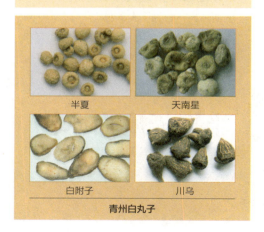

半夏　　　　　天南星

白附子　　　　川乌

青州白丸子

清气化痰丸

（《医方考》）清热化痰

清气化痰星夏橘，
杏仁枳实栝楼实；
苓苓姜汁为糊丸，
气顺火消痰自失。

半夏（生姜炙）、胆南星各两半，橘红、枳实（麸炒）、杏仁（去皮、尖）、栝楼仁（去油）、黄芩（酒炒）、茯苓各一两，制为糊丸，淡生姜汤下。气能发火，火能生痰。陈皮、杏仁降逆气，枳实破滞气，黄芩、栝楼仁平热气，胆南星、半夏燥湿气，茯苓行水气。水湿火热皆生痰之本也，故化痰必以清气为先。

常山饮

（《太平惠民和剂局方》）截疟祛痰

常山饮中知贝取，
乌梅草果槟榔聚；
姜枣酒水煎露之，
祛痰截疟功堪诩。

常山二钱烧酒炒，知母、贝母、草果、槟榔各一钱，乌梅二个。一方加穿山甲、甘草。疟未发时面东温服。知母治阳明独胜之热，草果治太阴独胜之寒，二经和则阴不致交争矣；常山吐痰行水，槟榔下气破积，贝母清火散痰，乌梅敛阴退热，须用在发散表邪及提出阳分之后为宜。

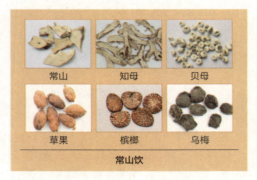

常山　知母　贝母

草果　槟榔　乌梅

常山饮

滚痰丸

（《泰定养生主论》）泻火逐痰

滚痰丸用青礞石，
大黄黄芩沉木香；
百病多因痰作祟，
顽痰怪证力能匡。

青礞石一两（用焰硝一两，同入瓦罐，盐泥固济，煅至石色如金为度）、大黄（酒蒸）、黄芩（酒洗）各八两，沉香五钱，为末，水丸，生姜汤下，量虚实服。礞石能攻陈积伏匿之痰，大黄

荡实热以开下行之路，黄芩凉心肺以平上僭之火，沉香能升降诸气，以导诸药为使，然非实体不可轻投。

金沸草散

（《活人书》）消痰利气

金沸草散前胡辛，
半夏荆甘赤茯因；
煎加姜枣除痰嗽，
肺感风寒头自罃；
局方不用细辛茯，
加入麻黄赤芍均。

旋覆花、前胡、细辛各一钱，半夏五分，荆芥半钱，甘草（炙）三分，赤茯苓六分。风热上壅故生痰作嗽。荆芥发汗散风，前胡、旋覆清痰降气，半夏燥痰散逆，甘草发散缓中，细辛温经，茯苓利湿，用赤者入血分而泻丙丁（小肠为丙火，心为丁火）也。

《局方》金沸草散不用细辛、茯苓，加入麻黄、赤芍，但治同。

半夏天麻白术汤

（《脾胃论》）健脾消饮

半夏天麻白术汤，
参芪橘柏及干姜；

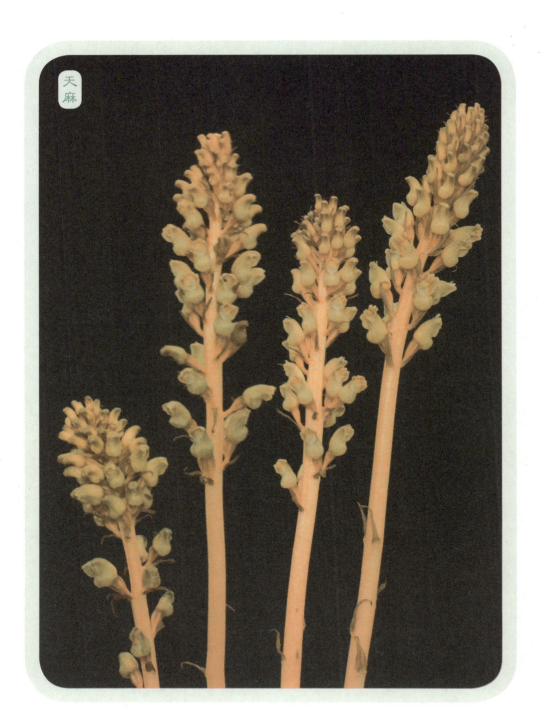

天麻

苓泻麦芽苍术曲，
太阴痰厥头痛良。

半夏、麦芽各半钱，白术、神曲（炒）各一钱，人参、黄芪、陈皮、苍术、茯苓、泽泻、天麻各五分，干生姜三分，黄柏（酒洗）二分。痰厥非半夏不能除，风虚非天麻不能定，二术燥湿益气，黄芪泻火补中，陈皮调气升阳，茯苓、泽泻泄热导水，神曲、麦芽化滞助脾，干生姜以涤中寒，黄柏以泻在泉少火也。

顺气消食化痰丸
（《瑞竹堂经验方》）消食化痰

顺气消食化痰丸，
青皮星夏菔苏攒；
曲麦山楂葛杏附，
蒸饼为糊姜汁抟。

半夏（生姜炙）、胆南星各一斤，陈皮（去白）、青皮、紫苏子、沉香（水炒）、莱菔子、生姜、麦芽（炒）、神曲（炒）、山楂（炒）、葛根、杏仁（去皮、尖，炒）、香附（醋炒）各一两，生姜汁和，蒸饼为糊丸。痰因湿生，胆南星、半夏燥湿；痰因气升，紫苏子、杏仁降气；痰因气滞，青皮、陈皮、香附导滞；痰生于酒、食，神曲、

葛根解酒，山楂、麦芽消食。湿去食消，则痰不生，气顺则喘满自止矣。

截疟七宝饮
（《易简方》）祛痰截疟

截疟七宝常山果，
槟榔朴草青陈伙；
水酒合煎露一宵，
阳经实疟服之妥。

常山、草果、槟榔、厚朴、青皮、陈皮、甘草各等份，水、酒各半煎，露之，发日早晨面东温服。常山吐痰，槟榔破积，陈皮利气，青皮伐肝，厚朴平胃，草果消膏粱之痰，加甘草入胃，佐常山以引吐也。

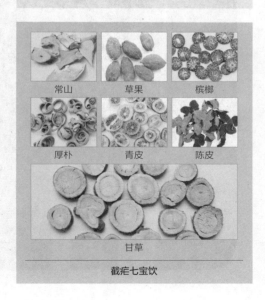

常山　　草果　　槟榔
厚朴　　青皮　　陈皮
甘草
截疟七宝饮

十七、收涩之剂

（九首，附方一）

金锁固精丸

（《医方集解》）补肾涩精

金锁固精芡莲须，
龙骨蒺藜牡蛎需；
连粉糊丸盐酒下，
涩精秘气滑遗无。

芡实（蒸）、莲须蕊、蒺藜各二两，龙骨（酥炙）、牡蛎（盐水煮一日夜，煅粉）各一两，莲子粉为糊丸，盐汤或酒下。芡实固精补脾，牡蛎涩精清热，莲子交通心肾，蒺藜补骨益精，龙骨、莲须蕊固精收脱之品。

茯菟丹

（《太平惠民和剂局方》）益肾涩精

茯菟丹疗精滑脱，
菟苓五味石莲末；
酒煮山药为糊丸，
亦治消中及消渴。

菟丝子十两（酒浸），五味子八

两，茯苓、石莲各三两，山药六两，酒煮为糊丸。强中者，下消之人，茎长兴盛，不交精出也。漏精，盐汤下；赤浊，灯芯汤下；白浊，茯苓汤下；消渴，米饮下。菟丝子强阴益阳，五味涩精生水，石莲清心止浊，山药利湿固脾，茯苓甘淡渗湿，于补阴之中能泄肾邪也。

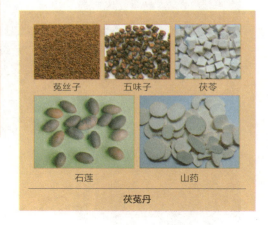

菟丝子　五味子　茯苓

石莲　山药

茯菟丹

治浊固本丸

（《医学正传》）健脾温肾

治浊固本莲蕊须，
砂仁连柏二苓俱；

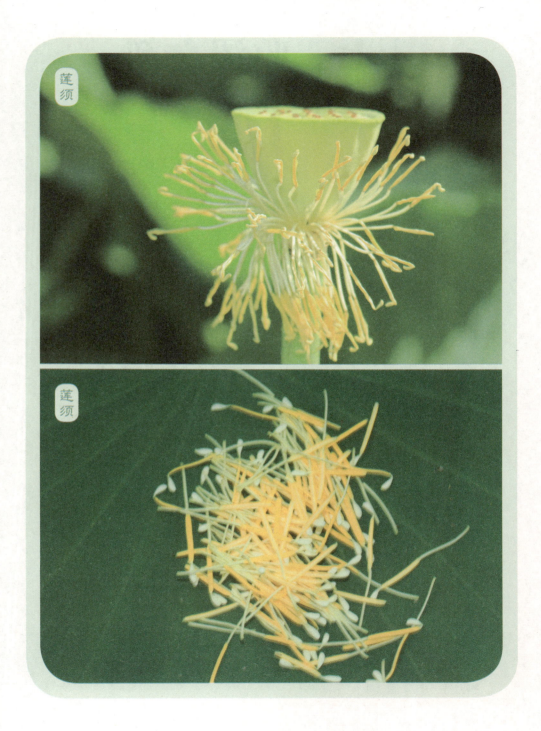

莲须

莲须

汤头歌诀·彩图版

益智半夏同甘草，
清热利湿固兼驱。

莲须、黄连（炒）各二两，砂仁、黄柏、益智仁、半夏（生姜炙）、茯苓各一两，猪苓二两，甘草（炙）三钱。精浊多由湿热与痰，黄连、黄柏清热，二苓利湿，半夏除痰；湿热多由郁滞，砂仁、益智仁利气兼能固肾益脾；甘草补土和中，黄连须则涩以止脱也。

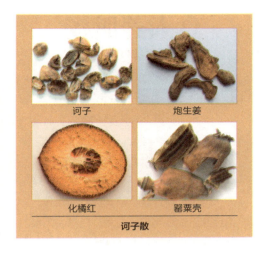

诃子　炮生姜

化橘红　罂粟壳

诃子散

诃子散

（《兰室秘藏》）涩肠止泻

诃子散用治寒泻，
炮姜粟壳橘红也；
河间木香诃草连，
仍用术芍煎汤下，
二方药异治略同，
亦主脱肛便血者。

诃子七分，炮生姜六分，罂粟壳、化橘红各五分，研末服。粟壳固肾涩肠，诃子收脱住泻，炮生姜逐冷补阳，陈皮升阳调气。

河间诃子散，诃子一两（半生半煨），木香五钱，黄连三钱，甘草二钱，为末煎，白术、白芍汤调服。久泻以此止之，不止加厚朴二钱。

桑螵蛸散

（《本草衍义》）固精止遗

桑螵蛸散治便数，
参苓龙骨同龟壳；
菖蒲远志及当归，
补肾宁心健忘觉。

桑螵蛸（盐水炒）、人参、茯苓（一用茯神）、龙骨（煅）、龟板（酥炙）、石菖蒲（盐炒）、远志、当归各等份，为末，临卧服二钱，人参汤下。治小便数而欠，补心虚安神。虚则便数，故以人参、螵蛸补之；热则便欠，故以龟板滋之，当归润之；石菖蒲、茯苓、远志并能清心热而通心肾，使心脏清则小肠之腑宁也。

真人养脏汤

（《卫生宝鉴》）温补脾肾

真人养脏诃粟壳，
肉蔻当归桂木香；
术芍参甘为涩剂，
脱肛久痢早煎尝。

　　诃子一两二钱，罂粟壳三两六钱，肉豆蔻五钱，当归、白术、白芍、人参各六钱，木香二两四钱，桂枝八钱，甘草一两八钱，每服四钱。脏寒甚加附子，一方无当归，一方有干生姜。脱肛

由于虚寒，参、术、甘草以补其虚，官桂、豆蔻以温其寒，木香调气，当归和血，芍药酸以收敛，诃子、粟壳涩以止脱。

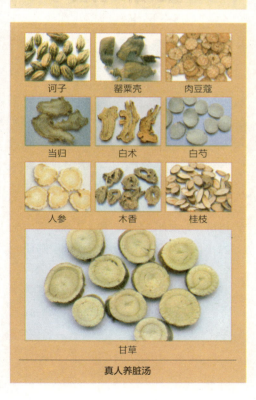

诃子　　罂粟壳　　肉豆蔻

当归　　白术　　白芍

人参　　木香　　桂枝

甘草

真人养脏汤

当归六黄汤

（《兰室秘藏》）固表止汗

当归六黄治汗出，
芪柏芩连生熟地；
泻火固表复滋阴，
加麻黄根功更异，
或云此药太苦寒，
胃弱气虚在所忌。

　　当归、黄柏、黄连、黄芩、二地各等份，黄芪加倍。醒而汗出曰自汗，寐而汗出曰盗汗。汗由阴虚，当归、二地以滋其阴；汗由火扰，黄芩、黄柏、黄连以泻其火；汗由表虚，倍用黄芪以固其表。

　　麻黄根走表，能引诸药至卫分而固腠理。（李时珍）

柏子仁丸

（《普济本事方》）养心安神

柏子仁丸人参术，

麦麸牡蛎麻黄根，
再加半夏五味子，
阴虚盗汗枣丸吞。

柏子仁（炒研，去油）一两，人参、白术、牡蛎（煅）、麻黄根、半夏、五味子各一两，麦麸五钱，大枣肉丸，米饮下。心血虚则卧而汗出，柏子仁养心宁神，牡蛎、麦麸凉心收脱，五味子敛汗，半夏燥湿，麻黄根专走肌表，引人参、白术以固卫气。

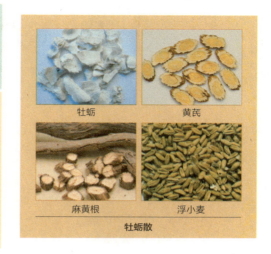

牡蛎　黄芪　麻黄根　浮小麦

牡蛎散

牡蛎散

（《太平惠民和剂局方》）固表收敛

阳虚自汗牡蛎散，
黄芪浮麦麻黄根；
扑法芎藁糯米粉，
或将龙骨牡蛎扪。

牡蛎，黄芪、麻黄根各一两，浮小麦百粒，煎。牡蛎、浮麦凉心止汗，黄芪、麻黄根走肌表而固卫。扑汗法：白术、藁本、川芎各二钱半，糯米粉半两，为末，袋盛，周身扑之。龙骨、牡蛎为末，合等份糯米粉，亦可扑汗。

十八、杀虫之剂

（二首）

乌梅丸

（《伤寒论》）泻热安虫

乌梅丸用细辛桂，
人参附子椒姜继；
黄连黄柏及当归，
温脏安蛔寒厥剂。

乌梅三百个醋浸后蒸，细辛、桂枝、附子、人参、黄柏各六两，黄连一斤，干生姜十两，川椒四两去核，当归四两。治伤寒厥阴证，寒厥吐蛔。虫得酸则伏，故用乌梅；得苦则安，故用

连、柏；蛔因寒而动，故用附子、川椒、干生姜；当归补肝，人参补脾，细辛发肾邪，桂枝散表风。

名曰安蛔，实是安胃。故仲景云：并主下痢。（程郊倩）

化虫丸

（《太平惠民和剂局方》）驱杀诸虫

化虫鹤虱及使君，
槟榔芜荑苦楝群；
白矾胡粉糊丸服，
肠胃诸虫永绝氛。

鹤虱、槟榔、苦楝根（东引者）、胡粉（炒）各一两，使君子、芜荑各五钱，枯矾一钱半，面粉丸，亦可研末服。数药皆杀虫之品，单服尚可治之，荟萃为丸，而虫焉有不死者乎？

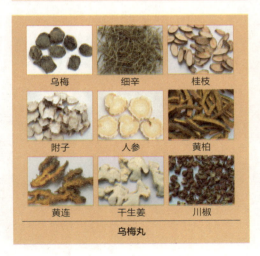

乌梅　细辛　桂枝
附子　人参　黄柏
黄连　干生姜　川椒
乌梅丸

汤头歌诀　彩图版

十九、痈疡之剂

（六首，附方二）

真人活命饮

（《女科万金方》）清热解毒

真人活命金银花，
防芷归陈草节加；
贝母天花兼乳没，
穿山角刺酒煎嘉；
一切痈疽能溃散，
溃后忌服用毋差。
大黄便实可加使，
铁器酸物勿沾牙。

金银花二钱，当归（酒洗）、陈皮（去白）各半钱，防风七分，白芷、甘草节、贝母、天花粉、乳香各一钱，没药五分，二味另研，候药熟，皂角刺五分，穿山甲三大片，锉蛤粉（炒），去粉，用好酒煎服，恣饮尽醉。忍冬、甘草散热解毒，痈疡圣药，花粉、贝母清痰降火，防风、白芷燥湿排脓，当归和血，陈皮行气，乳香托里护心，没药散瘀消肿，穿山甲、皂角刺透经络而溃坚，加酒以行药势也。一切痈疽已成者溃，未成者散。

金银花酒

（《外科精义》）消肿散瘀

金银药酒加甘草，
奇疡恶毒皆能保；
护膜须用蜡矾丸，
二方均是疡科宝。

金银花五两（生者更佳），甘草一两，酒水煎，一日一夜服尽。黄蜡二两，白矾一两，溶化为丸，酒服十丸，加至百丸则有力，使毒不攻心。一方加雄黄，名雄矾丸，蛇咬尤宜服之。

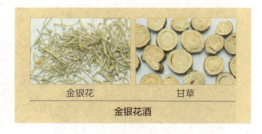

金银花　　　　甘草

金银花酒

托里十补散

（《证治准绳》）温通消散

托里十补参芪芎，

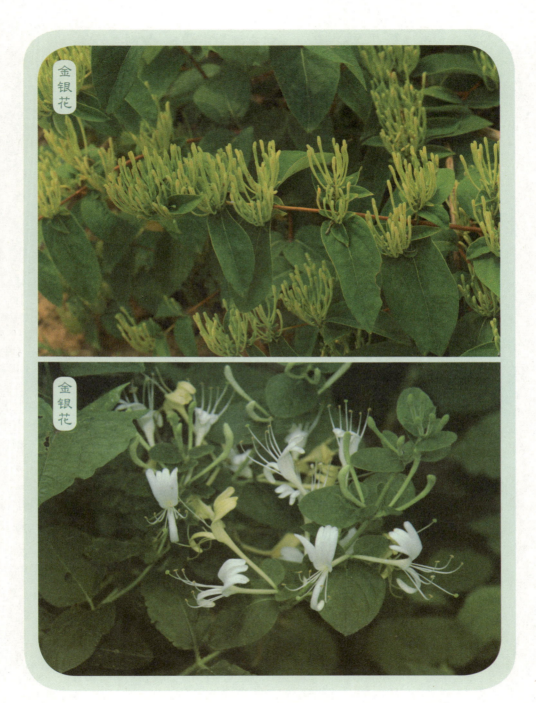

金银花

金银花

人参、黄芪、当归各二钱，川芎、桂心、白芷、防风、甘草、桔梗、厚朴各一钱，热酒调服。托里十补散，即《局方》十宣散。人参、黄芪补气，当归和血，甘草解毒，防风发表，厚朴散满，桂枝、白芷、桔梗排脓，表里气血交治，共成内托之功。

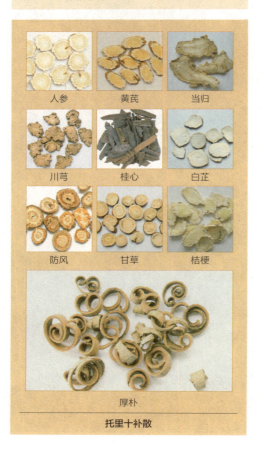

人参　　黄芪　　当归

川芎　　桂心　　白芷

防风　　甘草　　桔梗

厚朴

托里十补散

托里温中汤

（《卫生宝鉴》）温中托毒

附子（炮）四钱，炮生姜、羌活各三钱，木香半钱，茴香、丁香、沉香、益智仁、陈皮、甘草各二钱，加生姜五片，煎。治疮疡变寒内陷、心痞、便溏、呕呃、昏聩。疮寒内陷，故用生姜、附子温中助阳，羌活通关节，甘草（炙）益脾元，益智仁、丁香、沉香以止呃进食，茴香、木香、陈皮以散满除痞。

此孙彦和治王伯禄臂疡，盛夏用此，亦舍时从证之变法也。

托里定痛汤

（《外科正宗》）消肿止痛

熟地黄、川芎、当归、白芍、乳香、没药、肉桂、罂粟壳等份，水煎服。罂粟壳收涩，能止诸痛，桂心、四物（当归、熟地黄、川芎、白芍）活血托里充肌，乳香能引毒气外出不致内攻，与没药并能消除痈肿、止痛。

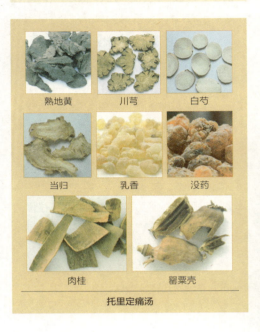

熟地黄　川芎　白芍

当归　乳香　没药

肉桂　　　罂粟壳

托里定痛汤

散肿溃坚汤

（《兰室秘藏》）消坚散肿

散肿溃坚知柏连，
花粉黄芩龙胆宣；
升柴翘葛兼甘桔，
归芍棱莪昆布全。

黄芩八钱（半酒炒，半生用），知母、黄柏（酒炒）、花粉、胆草（酒炒）、桔梗、昆布各五钱，柴胡四钱，升麻、连翘、甘草（炙）、三棱（酒炒）、莪术（酒洗，炒）各三钱，葛根、归尾（酒洗）、白芍（酒炒）各二钱，黄连二钱，每服五六钱，先浸后煎。连翘、升麻、葛根解毒升阳，甘草、桔梗、花粉排脓利膈，当归、芍药活血，昆布散痰，三棱、莪术破血行气，龙胆、知母、黄柏、黄芩、连翘大泻诸经之火也。

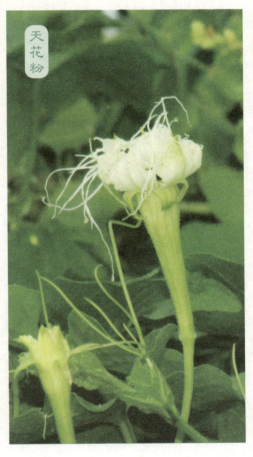

天花粉

汤头歌诀　彩图版

二十、经产之剂

（十二首，附方二十一，妇人诸病与男子同，唯行经、妊娠则不可例治，故立经产一门。）

妊娠六合汤

（《医垒元戎》）养血安胎

海藏妊娠六合汤
四物为君妙义长；
伤寒表虚地骨桂
表实细辛兼麻黄
少阳柴胡黄芩入
阳明石膏知母藏
小便不利加苓泻
不眠黄芩栀子良
风湿防风与苍术
发斑蕴毒升翘将
胎动血漏名胶艾
虚痞朴实颇相当
脉沉寒厥益桂附
便秘蓄血桃仁黄
安胎养血先为主
余因各证细参详
后人此法治经水
过多过少别温凉
温六合汤加芩术
色黑后期连附商

热六合汤栀连益，
寒六合汤加附姜；
气六合汤加陈朴，
风六合汤加芎羌；
此皆经产通用剂
说与时师好审量。

表虚自汗，发热恶寒，头痛脉浮。四物（当归、生地黄、川芎、白芍）四两，加桂枝、地骨皮各七钱，二药解肌实表，名表虚六合汤。头痛身热，无汗脉紧。四物四两，加细辛、麻黄各五钱，二药温经发汗，名表实六合汤。寒热胁痛，心烦善呕，口苦脉弦为少阳证。加柴胡解表，黄芩清里，名柴胡六合汤。大热烦渴，脉大而长为阳明证。加白虎汤清肺泻胃，名石膏六合汤。加茯苓、泽泻利水，名茯苓六合汤。汗下后不得眠，加黄芩、栀子养阴除烦，名栀子六合汤。兼风兼湿，肢节烦痛，身热脉浮。加防风搜风，苍术燥湿，名风湿六合汤。伤寒汗下后，动胎漏血，加阿胶、艾叶益血安胎，名胶艾四物汤。胸满痞胀，加厚朴、枳实（炒）散满消痞，名朴实六合汤。身冷、拘急腹痛、脉沉，亦有不得已而加附子、肉桂散寒回阳者，名附子六合汤。大便秘，小便赤，脉实数，或膀胱蓄血，亦有加桃仁、大黄润燥通幽者，名大黄六合汤。加黄芩、白术治经水过多。黄芩抑阳，白术补脾，脾能统血。加黄连清热、香附行气，名连附六合汤。加栀子、黄连治血满虚寒。加炮生姜、附子治血满虚寒。加陈皮、厚朴治气郁经阻。加秦艽、羌活治血虚风痉。

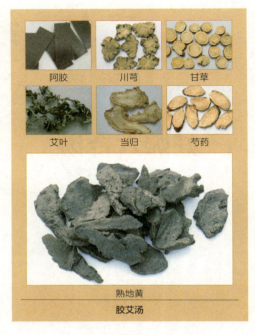

阿胶　　川芎　　甘草

艾叶　　当归　　芍药

熟地黄

胶艾汤

胶艾汤

（《金匮要略》）调经安胎

> 胶艾汤中四物先，
> 阿胶艾叶甘草全；
> 妇人大全良方单胶艾，
> 胎动血漏腹痛痊；
> 胶艾四物加香附，
> 方名妇宝调经专。

阿胶、川芎、甘草各二两，艾叶、当归各三两，芍药、熟地黄各四两，酒水煎，纳阿胶，烊化服。四物养血，阿胶补阴，艾叶补阳，甘草升胃，加酒行经。

《妇人大全良方》单用阿胶、艾叶，亦名胶艾汤，治胎动、血漏、腹痛；胶艾四物加香附（用童便、盐水、酒、醋各浸三日，炒），方名妇宝丹，专用调经。

当归散

（《金匮要略》）养血安胎

> 当归散益妇人妊，
> 术芍芎归及子芩；
> 安胎养血宜常服，
> 产后胎前功效深。

当归、川芎、芍药、黄芩各一斤，白术半斤，为末，酒调服。妇人怀孕宜常服之，临盆易产，且无众疾。盖怀孕宜清热凉血，血不妄行则胎安，黄芩养阴退阳能除胃热；脾胃健则能化血养胎，白术补脾亦除胃热，自无半产胎动血漏之患也。

黄芩、白术安胎之圣药。（丹溪朱）

黑神散

（《太民惠民和剂局方》）消瘀下血

黑神散中熟地黄，
归芍甘草桂炮姜，
蒲黄黑豆童便酒，
消瘀下胎痛逆忘。

熟地黄、当归、赤芍、蒲黄、肉桂、干生姜、甘草、黑豆诸药各四两，黑豆（炒，去皮）半斤，酒、童便合煎。瘀血攻冲则作痛，胞胎不下，亦由血滞不行。熟地黄、当归、芍药以濡血，蒲黄、黑豆滑以行血，黑生姜、官桂热以动血，缓以甘草，散以童便，行以酒力也。

清魂散

（《济生方》）益气散邪

清魂散用泽兰叶，
人参甘草川芎协，
荆芥理血兼祛风，
产中昏晕神魂贴。

泽兰、人参、甘草各三分，川芎五分，荆芥一钱，酒调下。川芎、泽兰和

血，人参、甘草补气，外感风邪，荆芥能疏血中之风。

肝藏魂，故曰清魂。

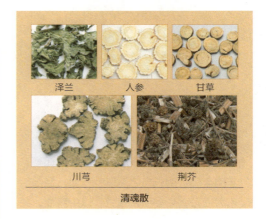

泽兰　人参　甘草
川芎　荆芥
清魂散

羚羊角散

（《普济本事方》）活血养胎

羚羊角散杏薏仁，
防独芎归又茯神，
酸枣木香和甘草，
子痫风中可回春。

羚羊角屑一钱，杏仁、薏苡仁、防风、独活、川芎、当归、茯神、酸枣仁（炒）各五分，木香、甘草各二分半，加生姜煎。治妊娠中风，涎潮僵仆，口噤搐搦，名子痫。羚羊平肝火，防风、独活散风邪，酸枣仁、茯神以宁神，川芎、当归以和血，杏仁、木香以利气，薏苡仁、甘草以调脾。

当归生姜羊肉汤

（《金匮要略》）温中补虚

当归生姜羊肉汤，
产中腹痛蓐劳匡；
亦有加入参芪者，
千金四物甘桂姜。

当归三两，生姜五两，羊肉一斤。产后发热，自汗身痛，名蓐劳。腹痛，瘀血未去，新血尚未生也。气能生血，羊肉辛热，用气血之属以补气血，当归引入血分，生姜引入气分，以生新血，加人参、黄芪者，气血交补也。千金羊肉汤，川芎、当归、芍药、甘草、干生姜、肉桂，加羊肉煎。

达生散

（《丹溪心法》）补气养血

达生紫苏大腹皮，
参术甘陈归芍随；
再加葱叶黄杨脑，
孕妇临盆先服之；
若将川芎易白术，
紫苏饮子子悬宜。

达生散（达：小羊也，取其易生），大腹皮三钱，紫苏叶、人参、白

术（土炒）、陈皮、当归（酒洗）、白芍（酒洗）各一钱，甘草（炙）三钱，青葱五叶，黄杨脑七个，煎。当归、白芍以益其血，人参、白术以补其气，陈皮、大腹皮、紫苏叶、葱以疏其壅，不虚不滞，产自无难矣。

胎气不和，上冲心腹，名子悬，紫苏叶饮子（严氏）治之。

参术饮

（《丹溪心法》）升气举胎

妊娠转胞参术饮，
芎芍当归熟地黄；
炙草陈皮兼半夏，
气升胎举自如常。

人参、白术、川芎、白芍、当归、熟地黄、甘草（炙）、陈皮、半夏等份，水煎服。

转胞者，气血不足，或痰饮阻塞，胎为胞逼，压在一边，故脐下急痛，而小便或数或闭也。此即人参汤除茯苓加陈皮、半夏以除痰，加生姜煎。（朱丹溪）

牡丹皮散

（《妇人大全良方》）化瘀行滞

牡丹皮散延胡索，

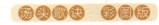

汤头歌诀 彩图版

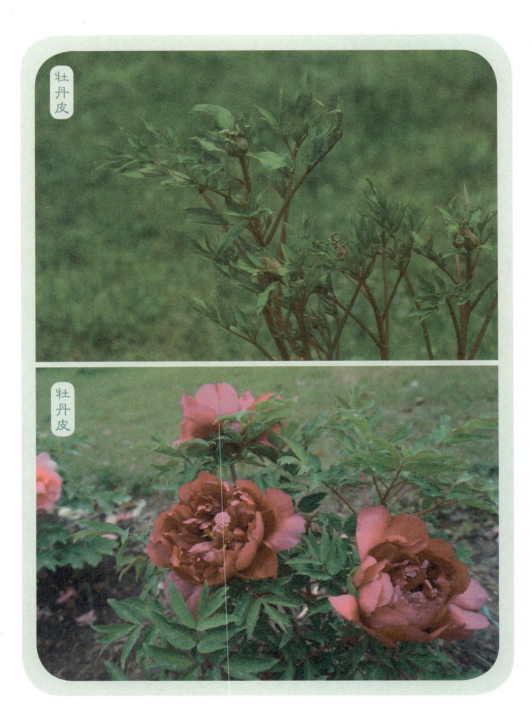

牡丹皮

牡丹皮

归尾桂心赤芍药，
牛膝棱莪酒水煎，
气行瘀散血癥削。

瘀血凝聚则成癥。牡丹皮、延胡索、归尾、桂心各三分，赤芍、牛膝、莪术各六分，三棱四分，酒、水各半煎。桂心、牡丹皮、赤芍、牛膝行其血，三棱、莪术、归尾、延胡索兼行血中气滞、气中血滞，则结者散矣。

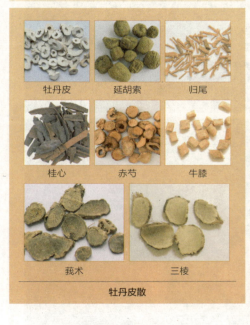

牡丹皮　延胡索　归尾
桂心　赤芍　牛膝
莪术　　　三棱

牡丹皮散

固经丸

（《妇人大全良方》）止血固经

固经丸用龟板君，
黄柏樗皮香附群；

黄芩芍药酒丸服，
漏下崩中色黑殷。

治经多不止，色紫黑者属热。
龟板（炙）四两，黄柏（酒炒）、芍药（酒炒）各二两，樗皮（炒）、香附（童便浸，炒）各两半，黄芩（酒炒）二两，酒丸。阴虚不能制胞经之火，故经多。龟板、芍药滋阴壮水，黄芩清上焦，黄柏泻下焦，香附辛以散郁，樗皮涩以收脱。

柏子仁丸

（《妇人大全良方》）补血通经

柏子仁丸熟地黄，
牛膝续断泽兰芳；
卷柏加之通血脉，
经枯血少肾肝匡。

柏子仁（去油）、牛膝（酒浸）、卷柏各五钱，熟地黄一两，续断、泽兰各二两，蜜丸，米饮下。
《黄帝内经》：心气不得下降则月事不来，柏子仁安神养心，熟地黄、续断、牛膝补肝益肾，泽兰、卷柏活血通经。

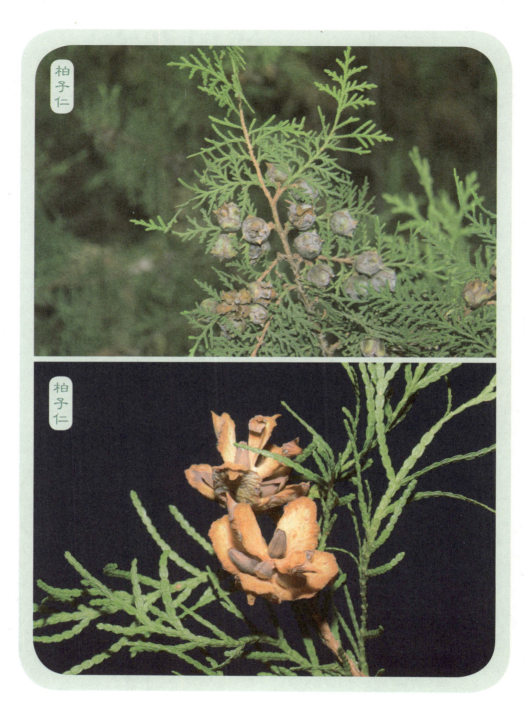

柏子仁

柏子仁

二十一、便用杂方

（四首，附方一）

望梅丸

（《汪讱庵方》）生津止渴

> 望梅丸用盐梅肉，
> 苏叶薄荷与柿霜；
> 茶末麦冬糖共捣，
> 旅行费服胜琼浆。

盐梅肉四两，麦冬（去心）、薄荷叶（去梗）、柿霜、细茶各一两，紫苏叶（去梗）五钱，为极细末，白霜糖四两，共捣为丸，如蛋黄大。旅行带之，每含一丸生津止渴。加人参一两尤好。

骨灰固齿牙散

（《医宗金鉴》）益肾固齿

> 骨灰固齿猪羊骨，
> 腊月腌成煅研之；
> 骨能补骨咸补肾，
> 坚牙健啖老尤奇。

用腊月腌猪、羊骨，火煅细研，每晨刷牙，不可间断，至老而其效益彰，

头上齿牙亦佳。

软脚散

（《汪讱庵方》）活血舒筋

> 软脚散中芎芷防，
> 细辛四味研如霜；
> 轻撒鞋中行远道，
> 足无箴疱汗皆香。

防风、白芷各五钱，川芎、细辛各二钱半，为末。行远路者撒少许于鞋内，步履轻便，不生箴疱，足汗皆香。

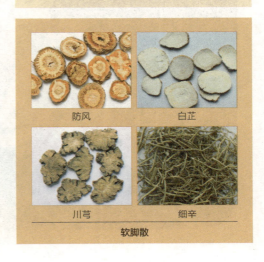

防风　　白芷

川芎　　细辛

软脚散

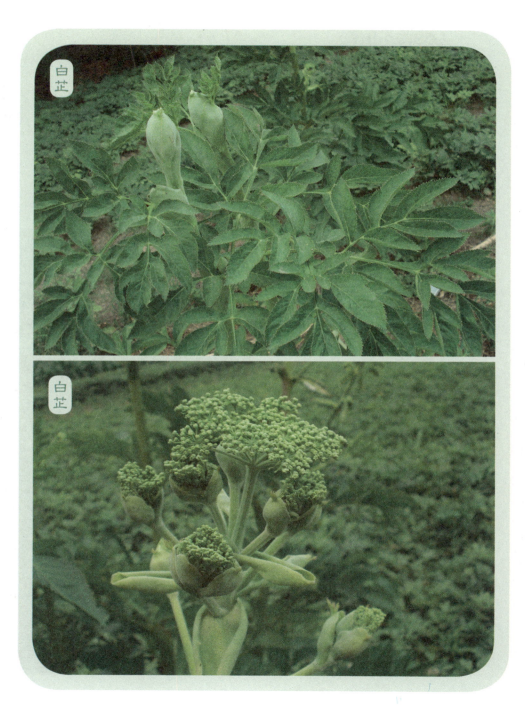

白芷

白芷

稀痘神方

（《串雅内外编》）健脾清热

稀痘神丹三种豆，
粉草细末竹筒装；
腊月厕中浸洗净，
风干配入梅花良；
丝瓜藤丝煎汤服，
一年一次三年光；
又方蜜调忍冬末，
不住服之效亦强；
更有元参菟丝子，
蜜丸如弹空心尝；
白酒调化日二次，
或加犀麦生地黄；
此皆验过稀痘法，
为力简易免仓皇。

赤小豆、黑豆、绿豆、粉草各一两，细末入竹筒中，削皮留节，凿孔入药，杉木塞紧，溶蜡封固，浸腊月厕中一月，取出洗浸风干，每药一两，配腊月梅花片三钱，以雪中花片落地者，不着人手，以针刺取更妙。如出用，入纸套中略烘即干，儿大者服一钱，小者五分。以霜后丝瓜藤上小藤丝煎汤空腹服，忌荤腥十二日，解出黑粪为验，每年服一次，二次可稀，三次永不出矣。

又方，蜜调忍冬末（顾骧宇），金银花为末，糖调，不住服之。

更有元参、菟丝子（娄江王相公），蜜丸如弹空心尝。

白酒调化日二次，菟丝子半斤（酒浸二宿，煮干，去皮），元参四两，共为细末，蜜丸，弹子大，白汤调下，每日二次。

又方，加生地黄、麦冬四钱，犀角二两。

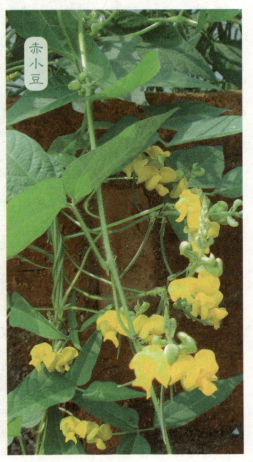

赤小豆